Tankred Stöbe

MUT UND MENSCH- LICHKEIT

Als Arzt weltweit
in Grenzsituationen

❖ | FISCHER

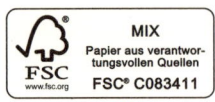

Originalausgabe

Erschienen bei FISCHER Taschenbuch
Frankfurt am Main, Mai 2019

© 2019 S. Fischer Verlag GmbH,
Hedderichstr. 114, D-60596 Frankfurt am Main

Satz: Fotosatz Amann, Memmingen
Druck und Bindung: CPI books GmbH, Leck
Printed in Germany
ISBN 978-3-596-70439-2

Für Judith

*Dass ich umso gerechter bin,
je verantwortlicher ich bin;
man ist niemals frei vom Anderen.*

EMMANUEL LEVINAS

Vorbemerkung des Autors

Jede Entscheidung für ein humanitäres Projekt beginnt mit Vorfreude und Anspannung: Wo wird es hingehen? Was erwartet mich dort? Und gibt es überhaupt ein Projekt für mich?

Das vorliegende Buch erzählt von meinen Einsätzen mit Ärzte ohne Grenzen (MSF) über die zurückliegenden 17 Jahre. Meine Ausführungen basieren auf Aufzeichnungen, Briefen und Tagebucheintragungen, die während der Projektarbeit entstanden sind, sowie Gesprächen und Erinnerungen. Sie bilden die Grundlage der Kapitel und helfen mir, die geschilderten Details und Begegnungen mit einiger Verlässlichkeit wiedergeben zu können.

Trotz größtmöglicher Sorgfalt sind manche Angaben nicht zweifelsfrei verifizierbar, weil in den unsicheren Kontexten die Datenerhebung stets schwierig ist. Sie beziehen sich auf den Zeitraum meines Aufenthaltes in der jeweiligen Region.

Aufgrund der kurzfristigen und krisenfokussierten humanitären Hilfe wurden die meisten der hier beschriebenen Projekte inzwischen abgeschlossen. Auch haben sich seit

2002 die politischen und gesellschaftlichen Verhältnisse und damit die Sicherheitslage in einigen dieser Länder deutlich verändert. Das gilt auch für die MSF-Sicherheitskonzepte, die ständig aktualisiert und angepasst werden.

Beispielsweise eskalierte der Syrien-Konflikt weiter. Seit 2012 haben zahlreiche ausländische Militärverbände in den Krieg eingegriffen, und der sogenannte Islamische Staat wurde zur neuen Bedrohung. In den vergangenen acht Jahren flohen nach UN-Angaben über 5,6 Millionen Syrer in die Nachbarländer, und über 6,6 Millionen wurden zu Binnenvertriebenen. Unklar ist, wie viele Menschen bislang ums Leben gekommen sind – Schätzungen gehen von über 500 000 getöteten Syrern aus.

Im Unterschied zur Entwicklungszusammenarbeit folgt humanitäre Hilfe den Prinzipien von Neutralität, Unabhängigkeit und Unparteilichkeit und ist unpolitisch. Auch ist Nachhaltigkeit kein primäres Ziel von humanitären Projekten, das Überleben des Einzelnen allerdings schon.

Naturkatastrophen generieren mehr mediale Aufmerksamkeit, Spendenzuwendungen und Hilfsleistungen als menschengemachte Krisen und Kriege, die zudem oft im Verborgenen verlaufen. Meist halten Letztere länger an, dabei treten sie häufiger auf. Ich berichte von beiden Katastrophenformen.

Immer wieder werde ich gefragt, wie ich mit dem erfahrenen Leid umgehe und die Ungerechtigkeiten, denen ich begegne, aushalten kann. Mir stellen sich diese Fragen eher selten. Denn die betroffenen Menschen in den Krisenregionen sind es, die leiden. Als internationaler Helfer bin ich in mehrfacher Hinsicht privilegiert: Meist bekomme ich ausreichend zu essen und Schlaf, mein Aufenthalt in den Gebieten ist zeitlich begrenzt, und wenn ich erkranke oder die Sicherheitslage eskaliert, werde ich evakuiert. Nichts davon trifft auf die lokale Bevölkerung zu.

Auch wenn ich mich um eine objektive Schilderung der Erlebnisse bemüht habe, spiegeln die hier wiedergegebenen Ansichten und Meinungen meine persönliche Sichtweise und nicht unbedingt die von MSF.

Für einen besseren Erzählfluss wurden verschiedene Begebenheiten zusammengefasst. Die Menschen, deren Geschichte hier erzählt wird, sind damit einverstanden, manche haben mich explizit darum gebeten. Damit folge ich einem der Gründungsimpulse von MSF, als Sprachrohr für die Menschen in Not zu dienen.

Und natürlich ist ärztliche Arbeit in Krisengebieten nicht nur von Tragik bestimmt, soll diese Lektüre nicht beklemmend sein. Denn zum Lachen gab es viele Anlässe. Die schönsten Begegnungen verdanke ich Menschen in existentiellen Momenten zwischen Krankheit, Überleben und Tod. Und ihnen etwas Hilfe und Solidarität angeboten haben zu können, zählt zu meinen kostbarsten, befriedigendsten und sinnvollsten Erfahrungen.

Zusammen mit unzähligen wunderbaren Naturerlebnissen sind es diese zutiefst menschlichen Begegnungen, die mich bei jedem humanitären Einsatz neu motivieren und mich mit Dankbarkeit erfüllt zurückkehren lassen.

Über den Mut aufzubrechen

Wir müssen unser Dasein so weit, als es irgend geht, annehmen;
alles, auch das Unerhörte, muß darin möglich sein.
Das ist im Grunde der einzige Mut, den man von uns verlangt:
mutig zu sein zu dem Seltsamsten, Wunderlichsten
und Unaufklärbarsten, das uns begegnen kann.

RAINER MARIA RILKE

MYANMAR, 2002

In der Hitze der tropischen Nacht weckt mich ohrenbetäubender Lärm. Ein schrilles Kreischen durchbricht die Stille, lange bevor in dem thailändischen Grenzort die Morgendämmerung einsetzt. Unzählige Hähne krähen, als ginge es ihnen an die Kehle, als wäre es ihr letzter Schrei. Und das wäre mir nicht einmal unrecht. Im Lande Buddhas muss die Reinkarnationsrate von Hähnen wohl noch höher sein als jedes Thai-Chicken-Curry-Menüintervall, geht es mir durch den Kopf, während ich versuche, noch einmal einzuschlafen.

Im entlegenen Sangklaburi, zwischen dem weiten Vajiralongkorn-See und dem dichten Urwald Myanmars, erinnert wenig an meine Wohnung im Ruhrgebiet: Die karge Zimmereinrichtung beschränkt sich mit Matratze und Moskitonetz, Kleiderschrank und Ventilator auf das Notwendigste. Exotisch sind vor allem meine Mitbewohner, zahl- und namenlose Frösche, Salamander und Spinnen nebst einer ziemlich anstrengenden Katze. Minu hat zwar einen Namen, ansonsten aber lässt sie immer wieder die Frage aufkommen, ob die fernzuhaltenden Mäuse, denen sie ihre Wohnberechtigung verdankt, nicht angenehmere Gäste sind.

Mein Leben in Deutschland ließ eigentlich nichts missen, mein Zuhause war behaglich und zweifellos frei von verdächtigem Kleingetier. Ich schrieb an meiner Doktorarbeit und war als Notarzt und Intensivmediziner mit spannenden Fragen der Akutmedizin konfrontiert. Daneben genoss ich die Nähe meiner Freunde sowie das kulturelle Angebot des Ruhrgebiets. Wieso sollte ich etwas verändern? Mein Routinealltag erfüllte mich nicht mehr, und ich versuchte zu ergründen, inwieweit Ideale verschüttet waren, die meinem Medizinstudium zugrunde gelegen hatten. Schon immer hatte ich mich mit der Frage beschäftigt, was an der Schnittstelle zwischen Leben und Tod passiert, und ich konnte auf eine Reihe existentieller Begegnungen und Entscheidungen zurückblicken. Auch wenn ich nicht genau benennen konnte, wonach genau ich suchte, so war doch der Wunsch nach Veränderungen entstanden, nach größeren Herausforderungen, nach neuen Horizonten und unbekannten Fernen.

Ein guter Freund gab mir schließlich den entscheidenden Rat: »Bewirb dich doch bei Ärzte ohne Grenzen.«

Und das war's! Während Famulaturen in Kenia und Lesotho war mir klargeworden, dass ich nur als ausgebildeter Arzt in strukturschwache Länder zurückkommen möchte. Nun schien es so weit zu sein.

Aber wann ist der richtige Zeitpunkt für einen Auslandseinsatz? Natürlich ist es dafür fast immer zu früh. Die Zweifel an meinen ärztlichen Fähigkeiten waren noch ebenso spürbar wie das Gefühl fehlender medizinischer Erfahrung. Gut, ein Tropenmedizinkurs könnte absolviert und der Facharzt abgeschlossen sein. Natürlich. Aber dann wäre es vielleicht auch schon zu spät. Familiäre oder berufliche Bindungen können die eigene Freiheit ebenso einschränken, wie ein zunehmend bequemer werdendes Leben die ursprünglichen Wünsche begräbt. Der Zeitpunkt war also genau richtig, und ich bewarb mich bei Ärzte ohne Grenzen.

Und wurde genommen. Ich kündigte meine unbefristete Arbeitsstelle und die Wohnung, meldete mein Auto ab und zog nach Berlin, wo ich meine Sachen in diversen Kellern verstaute, um dann auf einer kurzen Deutschlandreise Abschied zu nehmen von Familie und Freunden. Einen Tag nachdem ich meine Promotionsschrift eingereicht hatte, bestieg ich aufgeregt und vorfreudig im Oktober 2002 für meinen ersten Auslandseinsatz den Flieger nach Asien.

Meine Aufgabe: Als Projektarzt von Ärzte ohne Grenzen (Médecins sans Frontières, im Folgenden MSF) sollte ich in den nächsten zehn Monaten die medizinische Grundversor-

gung der Mon im burmesischen Grenzgebiet mit gewährleisten.

Die Mon sind eine von vielen ethnischen Minderheiten in
Myanmar, die im Dschungel in einfachsten Bambushütten
ohne Strom- und Wasserversorgung leben. Mit ihnen hat
die Militärregierung nach langen Unabhängigkeitskämpfen
einen Waffenstillstandsvertrag ausgehandelt, unter Zubilli-
gung relativer Autonomie. Das mag zunächst positiv klin-
gen, es handelt sich aber um zweischneidige Vereinbarun-
gen, weil die Mon dadurch weder nationale Unterstützung
erfahren noch internationale Hilfeleistungen empfangen
dürfen. Deshalb liegt unsere MSF-Basis im thailändischen
Sangklaburi. Die zehn Vertriebenendörfer, in denen wir
kleine Buschkliniken unterhalten, liegen hinter der Grenze
im Urwald. Jetzt, am Ende der Regenzeit, sind lediglich drei
von ihnen mit unserem extrem tauglichen Geländewagen
zu erreichen, da die Berge und Schlammpisten auf dem
Weg dorthin kaum passierbar sind.

Am frühen Morgen fahren wir in einem der hier üblichen
schmalen Holzboote hinaus auf den noch nebligen, roman-
tisch verzauberten See. Angetrieben von einem umfunk-
tionierten Automotor, donnern sie mit uns durch die Mor-
genstille, als gelte es, uns und die Natur heute besonders
nachdrücklich zu wecken.

Es ist der 26. Dezember und unser erster Besuch in Jao
Deng, das von unserer Basis am weitesten entfernte Mon-
Dorf. Die Sicherheitslage ist bedenklich, und wir haben nur
einen Tag Zeit, um die Menschen dort medizinisch zu ver-

sorgen und den Wiederaufbau des Buschkrankenhauses vorzubereiten.

Mit dabei sind der Projektkoordinator Dorian, die medizinische Koordinatorin Miriam und drei unserer lokalen Mitarbeiter, geflüchtete Mon. Dorian kommt aus Australien und hat Politikwissenschaften studiert, was hilfreich ist, um die komplexen politisch-militärischen Verflechtungen im Grenzgebiet zu verstehen. Besonders wertvoll finde ich seinen klugen Verstand und trockenen Humor, auch für ihn ist es der erste Auslandseinsatz. Miriam ist eine ausgebildete Kinderärztin und hat bereits langjährige MSF-Erfahrung. Ihre Entscheidungssicherheit, nicht nur in medizinischen Fragen, schätze ich sehr. Unsere drei Mon-Kollegen sind aufgrund ihrer Natur- und Ortskenntnis, aber mehr noch wegen ihrer stoischen Ausdauer und freundlichen Hilfsbereitschaft überlebenswichtig für dieses Abenteuer.

Nach etwa anderthalb Stunden lassen wir die letzten Behausungen und Fischerboote hinter uns, und die Wasserwege werden immer schmaler. Schließlich münden sie in einen Flusslauf, und als auch dieser flacher wird, schlagen wir plötzlich auf einem Felsen auf. Damit ist die Fahrt zu Ende, mit anderen Transportmitteln ist kein Weiterkommen und wir müssen zu Fuß gehen. Mit einer Machete bahnen wir uns den Weg in die unberührte Einsamkeit. Viele Jahre hat sich keiner unserer Mitarbeiter mehr auf diese Route gewagt. Es ist heiß; den Blick auf den Boden gerichtet, um nicht auf Schlangen zu treten, marschieren wir konzentriert durchs dichte Grün.

Als wir einen versteckten Militärstützpunkt erreichen, bin ich angespannt, lasse mir das aber nicht anmerken. Obwohl jeder weiß, wer wir sind und was wir machen, weist nichts auf MSF hin, bleiben alle unsere Hilfsleistungen anonym. Das ist notwendig, weil wir nicht offiziell in Myanmar arbeiten dürfen. Aber offensichtlich profitieren beide Seiten davon: die Thai, weil so keine kranken Mon über die Grenzen kommen, und Myanmars Militärs, weil sie eingesehen haben, dass die Mon sich eine Gesundheitsversorgung schlicht nicht leisten können. Damit sind wir das am schlechtesten gehütete Geheimnis dieser Gegend. Wir haben Glück und dürfen passieren – und wandern weiter. Um unbemerkt zu bleiben, meiden wir feste Wege und müssen viele Hindernisse überwinden: Sümpfe und Schilfwälder sind zu durchqueren, auf dem Pfad liegende Baumstämme zu übersteigen oder zu unterkriechen, Flussläufe müssen durchwatet und Schluchten umgangen werden. Die Vegetation ist in Fluss- und Seenähe prächtig, Orchideen wachsen hier, und im dichten, grünen Urwald erfreuen uns exotische Vögel und Schmetterlinge mit ihrer Farbenpracht.

Wann genau wir die Grenze übertreten, ist nicht auszumachen, aber unsere kundigen Mitarbeiter werden vorsichtiger. Denn in Myanmar sind die Felder und Berge vermint, hier kann nichts angebaut werden, und ein unbedachter Schritt kann furchtbare Konsequenzen haben.

Erschöpfung macht sich breit, immer wieder fragen wir unsere Kollegen, wie weit es noch ist. In gleichbleibender Freundlichkeit versichern sie uns, gleich sei es geschafft. Aber die Sonne brennt weiter vom Himmel.

Als sie sich nach einer gefühlten Ewigkeit schließlich neigt, lassen wir uns an einer geschützten Uferstelle nieder. Der Fluss bildet hier einen kleinen See, und wir können im Schutz des dichten Urwaldes unser Nachtlager aufschlagen. Dafür befestigen wir unsere Hängematten an Baumstämmen, und ich würde nach zwölf Stunden Fußmarsch viel dafür geben, hier länger zu rasten.

Erst einmal nehme ich ein erfrischendes Bad im kristallklaren Wasser – wie gut das tut! Dabei beobachte ich die bunten Fische, die hier in der unberührten Natur arglos mit mir schwimmen.

Dann bereiten wir das Abendessen. Unser Proviant tagsüber bestand aus Hühnchenschenkeln und Sticky Rice mit Mango, weil beides gut zu transportieren ist. Jetzt beschränkt sich mein Beitrag auf das staunende Beobachten unserer jagdkundigen Mitarbeiter und dessen, was sie herbeischaffen und zubereiten: Aus gerade erst geschnitzten Bambusbechern trinken wir Flusswasser und mitgebrachten Kaffee. Zu essen gibt es Frösche und Fisch, über dem Feuer gegrillt, und Kaulquappensuppe. Ich erinnere mich, wie ich als Kind mit Stöcken leicht angeekelt in Tümpeln herumgestochert habe. Die glibberige Konsistenz und der salzige Geschmack sind erst einmal fremdartig und gewöhnungsbedürftig, aber die Suppe schmeckt dann doch erstaunlich gut. Alsbald sorgt die Erschöpfung nach der langen Wanderung für einen tiefen, traumlosen Schlaf.

Am nächsten Morgen erheben wir uns früh aus unseren Hängematten, packen unsere Rucksäcke und machen uns wieder auf den Weg. Die Temperatur ist noch höher als am Vortag, das Vorankommen noch beschwerlicher, worüber die Schönheit der Natur manchmal zu verblassen droht. Wie viele Berge wir überwinden, wie viele Täler wir durchqueren, wie viele Flüsse wir halb schwimmend, halb watend passieren und wie viele Kilometer wir zurückgelegt haben, weiß ich nicht mehr. Unzählbar sind auch die Blutegel, die sich an unseren Beinen festsaugen, unzählbar die Insekten, die unsere Haut zerstechen, unzählbar die Dornen, die sie aufreißen, sowie die Blasen an unseren Füßen. Wir sehen aus, als hätten wir einen Schrotgewehr-Angriff überlebt – und so etwa fühlen wir uns auch. Obwohl ich immer gerne gewandert bin, ist dieser Marsch von neuer, bislang unbekannter Dimension, und ich wähne mich oft der Verzweiflung näher als dem Ziel. Unglaublich dagegen die Ruhe und Ausdauer unserer Mon-Freunde, denen die Strapazen nichts auszumachen scheinen.

Mitten im Urwald – vor uns der letzte zu überwindende hohe Berg, wie wir eben erfahren haben – steht vor uns plötzlich, völlig unvorhersehbar und wie aus dem Nichts eine schwerbewaffnete Soldatentruppe der Mon National Liberation Army. Das halbe Dutzend Männer ist mit seiner grünen Kampfmontur gut getarnt und schaut grimmig aus. Miriam, Dorian und ich sehen uns beunruhigt an. Der Kommandeur spricht mit unseren Mon-Mitarbeitern, die für uns übersetzen: »Sie bestehen darauf, uns über den Grenzpass zu begleiten. Sie sagen, sie seien für unsere Sicherheit verantwortlich, und dass sie sich davon nicht abbringen lassen.«

Wir beraten uns schnell. Als Mitglieder einer unabhängigen und neutralen Organisation vermeiden wir jegliche Assoziation mit militärischen Gruppierungen und lehnen bewaffneten Schutz ab. Aber haben wir eine Alternative? Umkehren? In dieser Situation sehen wir keine andere Möglichkeit, als die aufgezwungene Begleitung zu akzeptieren, wenn wir die Mon-Siedlung erreichen wollen, die uns so dringend erwartet. Wir vereinbaren, dass die Soldaten uns bis zum Bergsattel bringen, wobei wir etwas Abstand halten.

Vom Pass aus haben wir dann einen atemberaubenden Blick über die gewaltigen Hochwälder hinab ins Tal, durch das unsere müden Beine uns noch tragen müssen. An dessen Ende liegt unser Ziel.

Nach abermals mehr als zwölf Stunden Fußmarsch erreichen wir schließlich den kleinen, entlegenen Ort Jao Deng, über den sich ein sternreicher Nachthimmel spannt. Ich traue meinen Augen kaum, als uns junge Dorfbewohner mit einem Tanz bei Kerzenschein begrüßen. Ihre elegante wie gefühlvolle Darbietung steht in deutlichem Kontrast zu unserer gerade durchlebten Tortur und erscheint in ihrer Friedfertigkeit fast surreal.

Meinen physischen Grenzen bin ich noch nie zuvor näher gekommen. Die körperliche Strapaze war die eine Dimension. Denn das, was im Kopf passiert, erfährt während einer solchen Anstrengung eine dramatische Steigerung. Emotionale Hochs werden zum Gipfel des Glücks, die Tiefpunkte als bedrückender empfunden als das tiefste je gekannte Gefühlstal. Mancher Wanderer behauptet ja, diese innere Reise sei der wahre Grund für seine Unternehmungen, und nicht das sportliche Element, nicht die zu erkundende Natur. Mag sein. Unsere Beweggründe bei diesem Einsatz waren vor allem sachlichen Notwendigkeiten geschuldet.

Wir schlafen zusammen in einem Raum im Haus der Medics, die in allen von uns unterstützten Buschkliniken ohne ärztliche Hilfe die Mon versorgen. Es sind Menschen in ihren Zwanzigern, die in einem sechsmonatigen Crashkurs an einer Art Urwaldakademie rudimentäres medizinisches Wissen vermittelt bekommen haben. Als Schlafgelegenheit dient uns eine dünne Bastmatte auf dem aus Bambusrohr bestehenden und wegen der Regenzeit etwas erhöht angelegten harten Hausboden. Darunter leben die Haustiere, Hunde, Enten, Schweine und – natürlich – Hähne. Ihr nächtliches Krähen dringt hier direkt in mein Ohr. Für ein gesteigertes Hörerlebnis ist also auch gesorgt.

Die Situation in Jao Deng ist desolater als erwartet, wie wir am nächsten Morgen feststellen: Die Behausungen fallen fast auseinander, die Dächer sind löchrig. Den wenigen Bewohnern fehlt es am Nötigsten – insbesondere die Kinder leiden, sie haben kaum etwas anzuziehen. Auch die Nachbarschaftsstrukturen scheinen von den schwierigen Sicherheitsbedingungen betroffen zu sein. Die grenznäheren Vertriebenendörfer, bisher unser Richtmaß für einfachste Existenzzustände, erscheinen auf einmal wie hochentwickelte, lebendige Dorfgemeinschaften. Die Ursachen dafür sind unschwer auszumachen: Jao Deng ist von drei Seiten durch hohe und verminte Berge und Richtung Tal durch einen breiten Fluss vollständig von allen Zivilisationserrungenschaften abgeschnitten. Keine Fahrzeuge, nicht einmal Ochsenkarren, kommen hierher. Kämpferische Auseinandersetzungen zwischen rivalisierenden Militärgruppen sorgen dafür, dass die Menschen permanent in Unruhe sind und sich nicht sicher fühlen, wodurch Ackerbau und Viehzucht verhindert werden.

Die Buschklinik, bestehend aus einfachen Holz- und Bambushütten, ist während der letzten Regenzeit von dem über die Ufer getretenen Fluss zur Hälfte fortgeschwemmt worden. Sie soll an einer flussferneren Stelle neu errichtet werden. Dafür stecken wir während der Ortsbegehung eine entsprechende Fläche ab.

Dann können wir uns endlich den Patienten widmen. Als Erster wird ein junger Mann zu uns in die Ambulanz getragen. Er hat hohes Fieber und Schüttelfrost, liegt im Koma und leidet unter Krampfanfällen. Den Verdacht auf eine schwere Malaria können wir durch eine Blutuntersuchung unterm Mikroskop bestätigen und beginnen sofort mit einer intravenösen Behandlung. Das tropische Klima, der Dschungel und die Sümpfe dieser Region bieten perfekte Brutbedingungen für die Malariamücke, was erklärt, warum die Infektionskrankheit mit 200 Millionen Betroffenen die häufigste der Welt und auch hier so verheerend bedeutsam ist.

Gerade jetzt, in der Hochsaison sind die Malariazahlen über alle Alarmgrenzen hinausgeschossen, und so ziehen die Medics in kleinen Teams von Hütte zu Hütte auf der

Suche nach Patienten. Sie bringen uns Dutzende Kranke, und bei etwa der Hälfte derer, die Krankheitssymptome zeigen, ist der Malariaschnelltest positiv. Wir testen nur auf die klinisch bedeutsamste und bedrohlichste Erregerform, Plasmodium falciparum, ein Parasit, der durch die Anopheles-Mücke übertragen wird und zur tödlichen Tropen-Malaria führt. Wir müssen so akribisch nach Erkrankten suchen, denn sonst fallen ganze Familien in ihren ärmlichen Unterkünften unbemerkt ins Koma und versterben. Kommen die Medics noch rechtzeitig, beginnen sie sogleich mit der Tabletten-Therapie. Die schwerer Erkrankten nehmen sie mit. Malariapatienten belegen bald das letzte Bett unserer Krankenstation. Sie bedürfen einer engmaschigen Überwachung und spezieller Medikamente, benötigen oft auch Flüssigkeit und Bluttransfusionen. Zwar ist die Tropenkrankheit gut behandelbar, trotzdem sterben global jährlich fast zwei Millionen Menschen an dem Sumpffieber, weil sie nicht oder zu spät oder mit den falschen Medikamenten behandelt werden. Hier in den zehn Vertriebenendörfern therapieren wir über 6000 Malariapatienten im Jahr, und nicht alle können wir retten.

Als eine meiner größten Limitationen in diesem Projekt haben sich die zu wenigen diagnostischen Hilfsmittel erwiesen, deren ich mich bedienen kann. Ein eklatanter Gegensatz zur modernen Medizin in Deutschland, wo die Vielzahl technischer Untersuchungsverfahren zu eindeutigen Befunden führt. Noch schmerzhafter ist es, wenn ich Kranke nicht heilen kann, aber weiß, das wäre anderswo möglich. Diese Erfahrung ist eine der schwierigsten, an die ich mich nicht gewöhnen und gegen die ich mir keinen Schutzpanzer zulegen möchte. Natürlich überleben auch in Deutschland nicht alle Patienten. Aber die Tatsache, dass den meisten Mon geholfen werden könnte, wenn sie in einem anderen Land geboren wären, ist frustrierend.

Hier muss ich mich oft mit einer Verdachtsdiagnose begnügen, und manche medizinische Frage bleibt quälend offen. Immer wieder erinnere ich mich an diesem entlegenen Ort ganz bewusst daran, dass eine ausführlich erhobene Krankengeschichte und genaue körperliche Untersuchung in 85 Prozent der Fälle zur richtigen Diagnose führen. Alle technischen Hilfsmittel beantworten nur zehn Prozent der Fragestellungen, und die restlichen fünf Prozent bleiben ungeklärt. Immer, egal an welchem Ort. Diese Rückbesinnung auf die Grundfertigkeiten des Arztes hilft mir, die nötige Sicherheit und das erforderliche Selbstvertrauen zurückzugewinnen.

Denn medizinische Ausnahmen gibt es hier viele. Verletzungen und Erkrankungen, die eigentlich nicht vorkommen dürften in Situationen, für die es scheinbar keine Lösung gibt. Die in kein Behandlungsschema passen und die wir in unseren einfachen medizinischen Einrichtungen zunächst nicht in den Griff bekommen. Wenn sich dann aber doch ein Ausweg abzeichnet, oft nur ein Linderung verschaffender Kompromiss, dann ist schon viel erreicht. In unserer Buschklinik in Jao Deng werden mir jene Patienten vorgestellt, die wegen ihrer ausgefallenen Leidensgeschichte einen ärztlichen Rat suchen oder meine Hilfe benötigen.

So zum Beispiel der ältere Mann, der volltrunken von seinem Hüttendach stürzte und in seinem Rausch erst einmal liegen blieb. Als er dann doch noch einmal erwacht, bringen ihn Nachbarn zu uns. Er sieht übel zugerichtet aus. Zunächst reinige ich seine Wunden und versuche dann, sein Gesicht zu rekonstruieren. Die verschiedenen Hautlappen nähe ich zusammen, so dass menschliche Züge wieder einigermaßen zu erkennen sind. Glücklicherweise hat der Mann den Sturz ohne relevante Gehirnverletzungen und größere Knochenbrüche überstanden, worauf seine normalen neurologischen Reaktionen und Reflexe hindeuten. Außerdem ist er ansprechbar. Wochen später berichten die Medics von Jao Deng, dass ein Mann sich für die Behandlung bedankt hat – der ältere Herr, der vom Dach gefallen ist. Sie erkannten ihn an seinen Gesichtsnarben wieder, und ich freue mich sehr über seine Genesung.

Als Nächster wird ein kleiner Junge mit einem völlig verbrannten und verquollenen Gesicht gebracht. Meine Frage nach der Ursache wird kurz mit »Schussverletzung« abgetan. Wenn ich eines erkenne, dann, dass dies keine Schussverletzung ist. Ich frage beharrlich nach und erfahre, dass der Bub mit einem brennenden Bambusstäbchen gespielt hat, bis eine Explosion ihn stoppte. Was er nicht wusste: Der Nachbar hatte auf dem Boden eine große Menge Schießpulver zum Trocknen ausgebreitet. Wir nehmen den Jungen stationär auf, verbinden seine Wunden und ordnen an, ihn löffelweise zu ernähren, bis die Schwellungen so weit abnehmen, dass er wieder selbständig essen kann.

Zurück in der Ambulanz, steht sie da: ein 17-jähriges Mädchen, das unbemerkt allein zu uns gekommen ist. Sie muss sehr schön gewesen sein, jetzt ist sie abgemagert. Ihre Reaktionen und Bewegungen sind verlangsamt, ihre Augen ohne Ausdruck, und sie spricht nicht. Ihr schlechter Allgemeinzustand, das Fieber und ihre Hautgeschwüre lassen mich an eine chronische Infektion denken. Malaria und andere Tropeninfektionen können wir ausschließen. Mehr als die Verdachtsdiagnose einer AIDS-Erkrankung und eine symptomatische Behandlung sind nicht möglich. Wir geben ihr Antibiotika und versorgen sie intravenös mit Flüssigkeit, weil sie völlig dehydriert ist. Mehr können wir nicht tun. Sie muss sterben, bevor ihre Jugend endet, bevor sie eine ursächliche Therapie erfahren hat und vermutlich, ohne zu wissen, woran. Das macht mich traurig.

Dann holen mich zwei Medics. Sie bringen mich zu einer jungen Mutter und ihren Zwillingen. Ich erfahre, dass sie kurz vor unserem Besuch zunächst eins ihrer Kinder zu Hause entbunden hat, wie es hier üblich ist. Als dann ein weiterer Arm und ein weiteres Bein im Geburtskanal sichtbar wurden, war klar, dass da ein Zwilling kommt. Dann erloschen aber die Wehen, Eile war geboten, unsere Klinik ist jedoch viele Fußstunden entfernt. Und doch fanden sich Helfer in ihrem Dorf, welche die Mutter mit ihren eineinhalb geborenen Kindern in einem an einem Bambusrohr befestigten Tuch durch den Dschungel getragen haben. Schließlich konnte mit Hilfe der Medics und einer Hebamme auch das zweite Kind per Kaiserschnitt erfolgreich entbunden werden. Als ich die Mutter und ihre zwei Kleinen sehe, freue ich mich über diesen glücklichen Ausgang und danke unseren Mitarbeitern. Wie diese jungen Medics nach ihrer kurzen Ausbildung nun in unermüdlicher und selbstloser Hingabe Tag und Nacht, ohne regelmäßige Unterstützung von außen, aber mit Freude und großem Interesse und vielfältiger Erfahrung medizinische Hilfe leisten, berührt mich tief.

Am Ende dieses langen Tages setzen wir uns mit ihnen bei Kerzenschein und Petroleumlicht zusammen und diskutieren weitere medizinische Fragen und verschiedene Themen, bei denen sie noch unsicher sind. Neben der Patientenbehandlung evaluieren wir die medizinische und labortechnische Qualität, um auch hier unterstützen zu können. Denn medizinische Hilfe sollte – so ist unser Ziel – auch unter einfachen Bedingungen hohen Ansprüchen genügen. Aus Sicherheitsgründen hatten wir für all dies in Jao Deng nur einen Tag zur Verfügung; einen Tag, an dem ich mich nach dem Dschungelmarsch aufgrund meiner körperlichen Verfassung lieber den Patienten zugeordnet hätte, was jedoch leider keine Option war.

In der kurzen Zeit haben wir viel geschafft. Die dringendsten Notfälle konnten wir behandeln. Und auch ich habe viel gelernt, über das Medizinische hinaus: dass in Asien Wertschätzung und Höflichkeit jedem Mitmenschen gegenüber unverzichtbar sind, schon ein einziges lautes Wort oder eine aggressive Äußerung kann die Zusammenarbeit vergiften und für immer beenden.

Darüber wird es Nacht. Zum Abendessen gibt es eine Überraschung. Von exotischen Speisen wie Dschungelratte und Eichhörnchen hatte ich gehört und auch von der letzten kulinarischen Steigerung, Monkeyshit. Das darf wörtlich verstanden werden. Wiederholt hatten mir Mitarbeiter von dieser Mon-Delikatesse erzählt, die darin besteht, dass ein Affe mitsamt seiner gefüllten Därme gekocht und zum Verzehr zubereitet wird. Es gibt ja verschiedene Gründe, zum Vegetarier zu konvertieren. Dieses Gericht schien mir einer der überzeugendsten zu sein. Und doch bin ich gespannt und nicht ohne Neugier, es endlich zu probieren. Auch wenn der Geschmack mich an den von Rindfleisch erinnert, genügt eine kleine Kostprobe, und ich gebe vor, just an diesem Abend wenig Hunger zu haben.

Am folgenden Morgen machen wir uns im Mondschein lange vor Anbruch der Dämmerung auf den Rückweg. Der ist zwar nicht kürzer, aber irgendwie erträglicher als der Hinweg. Und als wir unsere thailändische Basis in Sangklaburi erreichen, bin ich glücklich. Und müde. Und ich freue mich, ausschlafen zu dürfen. Zudem haben wir einen neuen Hausgast. Sein Name ist Ismith. Ismith ist ein Frosch, jedoch nicht irgendeiner. Ismith ist der schönste Frosch, den ich je gesehen habe. Aber er zeigt sich nur selten, verschwindet immer wieder und sitzt dann plötzlich mit verträumtem Blick am Waschbeckenrand oder lugt hinter dem Spiegel hervor und bewegt sich mit seinen zart-durchscheinenden Gliedmaßen in weicher, geschmeidiger Langsamkeit vorwärts. Ja, es ist ein schönes Geschöpf, und diese Mischung aus Zutraulichkeit und lässig vorgetragener Unabhängigkeit verrät einen großen Charakter. Ich weiß nicht, ob Frösche ein Geschlecht haben, aber ich bin mir sicher: Ismith ist eine Frau. Eine verzauberte Prinzessin? Vielleicht. Was mich davon abhält, sie testweise zu küssen, ist meine Beobachtung, wie sie in unseren Waschraum hineinfindet: durch den Toilettenabfluss.

An den folgenden freien Tagen erkunde ich die Umgebung, meine Heimat für weitere acht Monate, und finde friedliche Oasen wie das buddhistische Kloster in unmittelbarer Nähe. Ich erfahre vom Goldenen Fels von Kyaiktiyo, dem wichtigsten heiligen Ort der Mon, der ihnen Kraft gibt. Dieser eindrucksvolle, runde und mit einer dicken Goldschicht überzogene Felsbrocken liegt hoch in den Bergen auf einer Steinplatte über einem Abgrund und wird von der Sonne beschienen. Die Legende besagt, dass ein einziges Buddhahaar auf seiner Spitze ihn im Gleichgewicht hält und eine Kinderhand ihn umstoßen könnte. Das Haar ist noch gut justiert und die Kinder gehorchen – seit nunmehr 900 Jahren.

Meistens aber bleibe ich in Sangklaburi. Diese stille Enklave am Ende der Welt mit ihren lose in die Hügellandschaft verstreuten Häusern ist zweigeteilt durch einen der vielen Wasserarme, mit denen der See die Landschaft formt. Auf der einen Seite befinden sich die Geschäfte, der Markt, die einzige Bank; hier wohnen überwiegend Thailänder und auch wir. Gegenüber leben die Mon, welche hier sesshaft geworden sind – verbunden sind die Ortsteile durch die Mon Bridge, die längste Holzbrücke Thailands. Und dort, mit einem weiten Blick über den See und über die Berge, sitze ich manchmal, lasse mich vom Wind erfrischen und schreibe Tagebuch oder einen Brief und denke nach, bis die Sonne untergeht.

So ahne ich bereits, dass meinem zehnmonatigen Aufenthalt hier weitere Auslandseinsätze folgen werden. Denn aufzubrechen tut gut. Und ich erkenne, wie frei ich bin, für ein Projekt nach Südostasien gehen zu können und damit über das eigene Schicksal zu entscheiden. Dabei müssen sich ein fest vorgezeichnetes Schicksal und individuelle Freiheitsentscheidungen nicht ausschließen. Wer möchte nicht frei sein und nach ebensolchen Entschlüssen sein Leben gestalten, auch wenn dies im globalen Vergleich nur wenigen vorbehalten ist? Dem aidskranken Mädchen blieb keine Wahl, sein Schicksal endete tragisch. Das meine wird bei all den Möglichkeiten nicht immer erkennbar und nur manchmal rückblickend als Summation des gelebten Lebens verstehbar sein: vor mir die Freiheitsversprechungen der Zukunft und im Rückspiegel ein Schicksalsstreifen am Horizont.

Mit MSF nach Sangklaburi zu gehen war mein größter Freiheitsentschluss als Arzt. Darüber bin ich froh. Es gibt ja verschiedene Wege, aus seinem vertrauten Leben aufzubrechen. Etwas Mut und Neugier auf seltsame, wunderliche und unaufklärbare Begebenheiten gehören dazu.

Auch wenn humanitäre Hilfe notwendigerweise und immer wieder frustrierend ist, so habe ich von Beginn an die existentiellen Begegnungen mit den Menschen als zutiefst befriedigend empfunden. Und insbesondere wenn es gelingt, mit wenigen Ressourcen wie in Jao Deng den Tod abzuwenden oder eine Krankheit zu lindern oder auch nur eine Leidensstrecke mit einem anderen solidarisch zu teilen, sind sie zutiefst sinnstiftend, und jede Frustration wird aufgewogen. Dabei geht es mir nicht darum, einen anderen Menschen von meinen Werten zu überzeugen. Ich möchte den Kranken nur so weit und so lange unterstützen und begleiten, wie er dringend meine Hilfe braucht, bis er sein Leben wieder selbst in die Hand nehmen und eigenmächtig über die weitere Richtung entscheiden kann, welche auch immer es sein mag – ein Plädoyer für die unbedingte Freiheit des Menschen, auch in katastrophalen Situationen.

Über den Wert, sich selbst zu hinterfragen

Wenn es etwas Schlimmeres gibt als Selbstzweifel,
die einem zu früh im Leben kommen,
dann sind es Selbstzweifel, die zu spät kommen.

PHILIP ROTH

NEPAL, 2003

In einer kleinen, älteren Propellermaschine fliege ich im Oktober 2003 an den schneebedeckten Gipfeln des eindrucks-
vollen Himalayamassivs entlang und nehme dieses Bild von
Erhabenheit tief in mich auf – noch nie habe ich so viele so
hohe Berge aus solcher Nähe gesehen, dieser Flug könnte
ewig dauern. Nun, das tut er auch, und wann und wo wir in
dieser zerklüfteten Region landen werden – ich weiß es nicht.
Doch dann, mitten in der einsamen Bergwelt, irgendwo im
Nirgendwo, verlieren wir etwas an Höhe und setzen abrupt
und schlingernd auf einer leicht ansteigenden Graspiste auf.
Und kurz vor der Kante oberhalb einer Schlucht kommt der
Flieger zum Stehen. Das ganze Dorf hat auf dieses Ereignis
gewartet, es stellt die einzige Verbindung zur Außenwelt dar.

Gelandet bin ich in Rukum. Der Distrikt zählt mit der zweithöchsten Todesrate zu den von politischen Unruhen am stärksten betroffenen Gegenden im Westen Nepals. Alle Auslandsbotschaften raten eindringlich von einem Besuch dort ab, und doch war genau diese Region mein Ziel, als das alte Flugzeug in der Hauptstadt Kathmandu abhob. Mein Auftrag hier: das vor einem halben Jahr angelaufene MSF-Projekt zur Verbesserung der Gesundheitsversorgung der Bevölkerung kritisch zu untersuchen. In dem Land herrscht Bürgerkrieg, die Menschen leiden unter den Kämpfen zwischen Maoisten und Regierungstruppen, und ich soll überprüfen, ob das einzige Krankenhaus der Gegend funktioniert.

Von den Wartenden begrüßen mich freudig die beiden australischen MSF-Mitarbeiter, der Pfleger Greg und der Projektkoordinator Steve. Wir gehen zusammen den kurzen Weg hinauf zum Wohnhaus, das in einem blühenden Garten inmitten von Blumenbeeten, Bananenstauden und Mandarinenbäumen voll reifer Früchte steht. Es ist eine der hier typischen alten und urigen Lehmhütten mit kleinen Türen, die soeben einer Bergziege mühelos Eintritt gewähren; neu angekommene Zweibeiner sind verlässlich an entsprechenden Kopfschrammen erkennbar. Die mit Kuhdung ausgekleideten Räume erlauben immerhin aufrechtes Stehen. Im unteren Teil des Hauses befinden sich der Stall beziehungsweise unser kleines Esszimmer und die Küche mit Kerosinofen, darüber die Schlafgelegenheiten. In einem etwas abseits gelegenen Verschlag gibt es ein Plumpsklo und eine

Dusche, die von Bergwasser gespeist wird, mit entsprechend erfrischender Wirkung. Wer warm duschen möchte, kann in der Küche einen Eimer Wasser erhitzen und sich damit becherweise übergießen. Eine Köchin aus dem Dorf versorgt uns mit landesüblicher Kost, und wenn die obligatorischen Reisgerichte einmal den Wunsch nach Abwechslung hervorrufen, kochen wir selbst.

Der Blick auf die Berge und den türkisblauen Fluss, der sich unten im Tal schlängelt, ist atemberaubend schön. Es ist auch jetzt im Oktober sommerlich warm. Am Abend sitzen wir in der gemütlichen Stube zusammen und erzählen uns Geschichten, andere Unterhaltungsmöglichkeiten gibt es nicht. Die Nacht ist kalt und sternreich klar, und die leuchtenden Himmelskörper scheinen zum Greifen nah. Viel mehr noch die Sternschnuppen. Unendlich viele Wünsche könnten hier erfüllt werden, würden die Glühwürmer als Hilfsboten mitgezählt werden. Nur: welche Wünsche?

Im einzigen Krankenhaus des 190 000 Einwohner zählenden Distrikts Rukum ohne jegliche Infrastruktur werden monatlich über 800 Patienten ambulant und 80 stationär behandelt – theoretisch. Praktisch ist es bei meiner Ankunft fast leer. Die bauliche Substanz, die technische und personelle Ausstattung ist als völlig unzureichend eingestuft worden, weswegen MSF hier seit dem vergangenen Februar aktiv ist.

Die durchschnittliche Lebenserwartung in Nepal liegt bei niedrigen 50 Jahren, bedingt durch den Konflikt und die schlechte medizinische Versorgung. Ein weiterer wichtiger

Faktor ist das Bildungssystem, auch hier besteht Verbesserungspotential: Weniger als die Hälfte der Kinder geht zur Schule, und dementsprechend liegt die Analphabetenquote bei über 60 Prozent – immerhin, vor 30 Jahren waren es 93 Prozent, wobei Frauen von diesem Fortschritt bislang ausgeschlossen sind.

Das nahezu leere Krankenhaus wirft Fragen bei mir auf, und ich vermute, dass die medizinischen Probleme in dieser Region noch vielschichtiger und komplexer sind, als ich bei den Einsatz-Briefings angenommen hatte.

Etwas ratlos begebe ich mich zunächst in die Ambulanzsprechstunde, um die Situation besser zu verstehen. Dort erscheint an einem Morgen ein in die hier typischen Filzdecken gehüllter, etwa 40-jähriger Mann. Er berichtet auf Nachfrage, dass er unter zunehmender Atemnot leidet und auf seinem Esel zwei Tage hoch aus den Bergen hierhergeritten ist. Der junge Healthworker, der heute Dienst hat, wirkt zwar routiniert, ist aber ähnlich wie die Medics in Myanmar nur rudimentär ausgebildet. So wundert es mich nicht, dass ihm zu den geschilderten Symptomen nur zwei von mindestens fünf möglichen Differentialdiagnosen einfallen. Optimistisch betrachtet, errät er in knapp 50 Prozent der Fälle das richtige Krankheitsbild. Die körperliche Untersuchung wurde ihm nicht beigebracht, weswegen er sie nicht vornimmt. Gerade bei diesem Patienten wäre sie relevant – Atemnot ist ein recht unspezifisches Symptom. Auch eine Röntgenuntersuchung entfällt, das Gerät ist kaputt. Um seinen Verdacht einer infektiösen Atemwegserkrankung zu bestätigen, lässt der Gesundheitshelfer im Labor eine Blutuntersuchung durchführen. Das Labor aber, so stelle ich fest, arbeitet unzuverlässig, die hier erhobenen Befunde lauten immer gleich, was nicht nur an der unterbrochenen Kühlkette der Reagenzien liegt. Zufriedengestellt vom Kohärenzergebnis, verschreibt der Healthworker daraufhin Medikamente inklusive eines Antibiotikums, das aber aufgrund des Wirkstoffs, der verordneten Dosis und Einnahmedauer inadäquat ist und die vermutete Krankheit nicht heilen wird. Der Mann jedoch ist froh, endlich seine Tabletten kostenfrei in der spärlichen Krankenhausapotheke abholen zu können. Der dort zuständige Mitarbeiter, zufälligerweise auch der Inhaber der einzigen privaten Apotheke des Ortes, behauptet, ebendieser Wirkstoff sei gerade ausgegangen, der Patient könne aber bei ihm ein noch wirksameres Antibiotikum kaufen. Der arme Kranke erwirbt so mit seinen letzten Ersparnissen am Ende Medikamente, die nichts mit seinen Beschwerden zu tun haben. Dann wird er nach Hause reiten und dort allein aufgrund seiner Krankenhausexpedition nicht gesund werden können.

Das hört sich etwas übertrieben an? Vielleicht auch unglaublich? Ja. Aber ich habe diesen Ablauf in unterschiedlichen Varianten viele Male beobachtet. Und ich gebe zu: Niemals zuvor habe ich mich als Arzt so machtlos gefühlt wie in Nepal. Die medizinische Ausstattung funktioniert nur eingeschränkt, und die wenigen Mitarbeiter, denen ich bisher begegnet bin, sind unzureichend ausgebildet und korrupt. Dazu kommen die Selbstzweifel, ob ich den verschiedenen Anforderungen gerecht werden kann. Normalerweise reicht ein einziges fehlerhaftes Glied der beschriebenen Kette von Versäumnissen, um den Therapieerfolg zu verhindern. Wenn aber auf nichts und niemanden Verlass ist, wo soll ich dann mit der Qualitätsverbesserung anfangen?

Und doch ist damit längst nicht alles gesagt über die medizinischen Missstände dieser Gegend. Denn auch innerhalb des Krankenhauses sieht es nicht besser aus. Ob dort keine Patienten sind, weil das Personal abwesend ist, oder umgekehrt, ist schwer zu sagen. Die 15-Betten-Station ist von der medizinischen Betreuung meist verwaist. Der Bürgerkrieg, die Korruption und schlechte oder ausbleibende Bezahlung zählen zu den Gründen, wie sich bald herausstellt. Der zuständige Arzt behandelt Patienten lieber gegen Honorar im Ort, ebenso die Hebamme, und so fehlen sie im Krankenhaus, wie auch die stets abwesenden Pflegenden. Täglich warte ich darauf, dass die Krankenschwestern zum vereinbarten Zeitpunkt erscheinen. Als fünf zeitgleich frei haben, bittet mich die einzig verbliebene, ebenfalls Urlaub nehmen zu können. Ihre Begründung: die anderen seien ja auch im Urlaub.

Es wäre wohl, so meine erste, entmutigende Schlussfolgerung, für die Distrikt-Gesundheit besser, das Krankenhaus zu schließen. Aber natürlich ist das keine Option. Also beschließen wir, uns an die Arbeit zu machen.

Dabei hilft uns ein zunehmend besseres Bild der besonderen geographischen und politischen Rahmenbedingungen. Bezüglich seiner Fläche und Einwohnerzahl von 23 Millionen ist Nepal ein Zwerg im Vergleich zu den jeweils über eine Milliarde Menschen zählenden Bevölkerungsgiganten Indien im Süden und China im Norden. Das Gegenteil ist bei der Höhenausdehnung der Fall: Hier ist Nepal Weltspitze und überragt alle anderen Länder mit acht der zehn höchsten Berge. Rekordverdächtig ist auch seine Platzierung unter den ärmsten Staaten: Die Bevölkerungsmehrheit lebt unterhalb der Armutsgrenze, wobei die Wirtschaftsleistung von den Erträgen der Kleinbauern abhängt. Hinzu kommt die politische Instabilität durch zehn Regierungswechsel in den letzten zwölf Jahren. In Nepal dominieren indische Einflüsse: gesellschaftlich durch das Kastensystem und in religiöser Hinsicht durch den Hinduismus (88 Prozent).

Politisch berufen sich zumindest die Maoisten vor allem auf den nördlichen Nachbarn. Warum aber hat hier kommunistisches Ideengut überlebt, nachdem es fast überall sonst gerade begraben wurde? Zunächst verzögerten die geographische Abgeschiedenheit und die fehlende Alphabetisierung die Verbreitung der einst revolutionären Gedanken. Und dann bereitete die Mehrheit der etwa 100 unterprivilegierten Ethnien gegenüber einer kleinen Machtelite in der Hauptstadt den Boden für einen politischen Aufstand. Nach den ersten freien Wahlen 1991 ist die Monarchie zwar offiziell abgeschafft worden, Verbesserungen für die verarmten und unterprivilegierten Bergbauern sind aber bislang ausgeblieben. Und da durch die regionale Auslegung von Mao und Marx der bewaffnete Widerstand nicht das letzte, sondern das erste Mittel der Wahl ist, herrschen

durch die Ausrufung des »People's War« 1996 bürger-
kriegsähnliche Zustände. Inzwischen sind über 9000 Mao-
isten-Kämpfer, Regierungssoldaten und Zivilisten gestorben. Trotz des letzten Waffenstillstandsabkommens im
August dieses Jahres sind seitdem schon mehr als tausend
Nepalesen getötet worden, und die Krise spitzt sich weiter
zu. Wie stark die Maoisten-Bewegung tatsächlich ist, vermag niemand in Zahlen auszudrücken. Die anhaltende
Militarisierung und Brutalisierung des Konflikts ist aber
offensichtlich. Die umherziehenden Regierungstruppen
und maoistischen Rebellen sind für die Zivilbevölkerung
gleichermaßen angsteinflößend. Sie eint die Sehnsucht
nach einem Ende der Auseinandersetzung, nach der Rückkehr zu einem normalen Leben.

Nach meinen ersten Tagen im Krankenhaus weiß ich, dass
meine Aufgabe hier nicht nur die Evaluation des Projekts ist,
sondern die Überwindung der Schwierigkeiten, die einer zu-
friedenstellenden Krankenversorgung im Wege stehen. Wir
entwickeln im Team Ideen, wie uns das gelingen könnte.
    Als Erstes initiieren wir einen gründlichen Großputz, um
zumindest eine akzeptable Hygiene herzustellen. Dann fül-
len wir die Apotheke und den Verbandswagen auf und sorgen mit Greg und mir für eine personelle Minimalbesetzung
auf der Station, da ja der zuständige Arzt oft nicht da ist. Tag
für Tag frage ich geduldig nach den Pflegenden und bitte all-
morgendlich darum, sie zu Hause abzuholen. Dem Arzt ver-
sichere ich immer wieder, dass wir nicht hier sind, um seine
Stellung oder Autorität zu hinterfragen, sondern um gemein-

sam die Patientenversorgung zu verbessern. Schließlich vereinbare ich mit ihm gemeinsame Visiten und ein Schichtsystem, so dass stets einer von uns beiden erreichbar ist.

Ärzte, Pflegende und Hebammen, das wird mir immer klarer, sehen im Krankenhaus eine lukrative Geldquelle: Die verarmte Belegschaft findet es legitim, sich vom Gesundheitsministerium bezahlen zu lassen, ohne etwas zu tun, und kaum jemand übernimmt Verantwortung.

Zudem entschließe ich mich, mir Zeit für die Healthworker in der Ambulanz zu nehmen. Sie zeigen sich überaus dankbar für diese ungewöhnliche Unterstützung und lernen schnell hinzu: Schon bald stellen sie relevantere Anamnesefragen, beginnen mit der körperlichen Untersuchung und verwenden die Resultate als Grundlage für eine zielgerichtete Therapie.

Im Labor etablieren wir neue und effektive Testverfahren sowie regelmäßige Probenkontrollen, so dass die Ergebnisse tatsächlich helfen, die klinischen Diagnosen abzusichern.

Auch in der Apotheke gibt es Fortschritte: Was zunächst nach klassischer Korruption aussah, wird bei näherer Betrachtung ansatzweise nachvollziehbar: Der Pharmazeut ist anders als Ärzte und Pflegende gehalten, den Krankenhausdienst unentgeltlich zu verrichten, zum Überleben ist er auf Einkünfte aus seinen Privatverkäufen angewiesen. Indem wir ihm ein kleines Gehalt zahlen, motivieren wir ihn, die vereinbarte Zeit in der Klinikapotheke anwesend zu sein. Außerdem stellen wir sicher, dass er die von uns rezeptierten und bereitgestellten Medikamente den Patienten auch tatsächlich kostenlos aushändigt.

Humanitäre Hilfe und MSF sind neu in Nepal, und als Arzt habe ich in diesem Land offiziell keine Autorität. Nach einer medizinischen Prüfung in der Hauptstadt, die eher einem kollegialen Gespräch entsprach, bin ich hier der erste registrierte MSF-Arzt. Wird das etwas ändern? Oft fühle ich mich in Rukum wie David gegen Goliath. Was mir hilft, Veränderungen durchzusetzen, sind eine unerschütterliche Freundlichkeit, regelmäßige Ermunterungen und eine kontinuierliche, qualitativ hochwertige Medizin. Sie ist unser bestes Argument. Erleichtert stelle ich bei all den Schwierigkeiten fest, dass meine wachsende Erfahrung schneller zu Erkenntnissen führt, ich effektiver vorgehe. Wofür ich im ersten Projekt in Myanmar noch Wochen und Monate benötigte, begreife ich jetzt innerhalb kurzer Bestandsaufnahmen und kann daher letztlich mehr erreichen. Das ist gut, denn ich habe in den Bergen nur knapp sechs Wochen Zeit. Die Unterschiede zwischen den beiden Projekten sind gravierend: Im südostasiatischen Dschungel hatten wir keine verlässliche medizinische Infrastruktur, aber hochmotivierte und kenntnisreiche Mitarbeiter, die Enormes geleistet haben. Hier im Himalaya steht ein Krankenhaus, das allerdings praktisch nicht funktioniert, weil die Ausstattung teilweise defekt ist, und vor allem, weil die Mitarbeiter sich nur langsam einbringen.

Selbstzweifel und Frustration sind sehr oft sehr groß. Jedes Patientenschicksal aber, das sich günstig beeinflussen lässt, rechtfertigt und entschädigt mich für die täglichen Mühen. Denn das ist es, was ich neben der Evaluation, in die ich ja als zuständiger Projektarzt eingebunden bin, versuche. So sehen wir viele Säuglinge, die schon viel zu lange jede Nahrungsaufnahme verweigert haben und leicht komatös mit schwerer Lungenentzündung, dehydriert und mangelernährt zu uns gebracht werden. Nicht alle von ihnen können wir retten. Oder ein junges Mädchen, das vor Wochen unglücklich vom Baum gefallen und seither vom Steiß abwärts gelähmt ist. Sie kommt, weil sie durch unzureichende häusliche Pflege inzwischen handtellergroße, bis auf die Knochen reichende und übelriechende Druckgeschwüre entwickelt hat. Bei ihr müssen wir nicht nur eine gute Wundpflege verrichten, sondern gleichzeitig die Familie einbeziehen, die sich um sie kümmert. An einem frühen Morgen wird ein junger Mann gebracht, der in der Nacht zuvor von militanten Maoisten schwer verletzt wurde. Als wir die Knochenbrüche und offenen Wunden versorgt haben und ihn mit einer Trage zum Flugplatz bringen, um ihn verlegen zu lassen, erfahren wir, dass der Flug soeben gestrichen wurde. Zu seinem Glück sind die Verletzungen aber nicht lebensbedrohlich. Tagelang sind wir manchmal ohne Verbindung nach außen. Und befahrbare Straßen gibt es keine in dem 3000 Quadratkilometer großen Distrikt.

Am deutlichsten zeigt sich unser Dilemma in diesem Konflikt vielleicht anhand folgender Geschichte, die ich nicht vergessen werde. An einem Freitag werden zwei Frauen mit starken Unterleibsblutungen und akuter Blutarmut unabhängig voneinander in die Klinik gebracht. Schnell wird klar, dass sie durch Transfusionen allein nicht geheilt werden können, sondern nur durch eine Operation, die wir hier mangels Chirurgen nicht durchführen können. Deswegen müssen wir sie unverzüglich verlegen. Also eile ich mit meinem Übersetzer zum Flugfeld und beschreibe dem Koordinator im einfachen Tower-Häuschen die lebensbedrohliche Situation der Frauen. Daraufhin meint er umgehend, sie auszufliegen ginge nicht, die heutige Maschine sei bereits ausgebucht von Soldaten, die am Wochenende nach Hause wollten. Er hätte sie einzeln gefragt, und keiner sei bereit, seinen Platz abzutreten. Wie bitte? Das kann nicht sein, ich habe die ganze Zeit vor ihm gestanden, und er hat niemanden gefragt. Frustriert machen wir kehrt. Auf dem Rückweg berichtet mir der Übersetzer, dass unter den Anwesenden im Kontrollraum der zuständige Kommandeur mit einer Handbewegung signalisiert hat, dass ihn das Schicksal der Frauen nicht interessiert. Diese Ignoranz macht mich wütend! Ein freies Wochenende für die Soldaten zählt hier mehr als das Leben zweier Frauen und ihrer Familien. Eine glückliche Fügung will es, dass an diesem Tag ein zweites Flugzeug eintrifft und die Patientinnen so gerettet werden.

Und was machen meine MSF-Kollegen und ich an unserem ersten freien Tag? Natürlich zieht es uns hinaus in diese grandiose Natur! Ich bin am Bodensee aufgewachsen und oft in den Bergen gewesen und habe meine Wanderschuhe mitgebracht. Dieses beeindruckende Panorama ist so einladend, dass wir planen, es näher zu erkunden und zum großen Fluss unten im Tal hinabzusteigen. Den smaragdgrün dahinfließenden Gletscherstrom haben wir täglich vor Augen, und ich kann es kaum erwarten, ihn aus der Nähe zu sehen. Unserem einheimischen Führer geben wir zu verstehen, dass wir keinen militanten Maoisten begegnen möchten, und machen uns freudig auf den Weg an diesem sonnigen Feiertag zu Ehren eines hinduistischen Gottes. Immer wieder begegnen wir Kindergruppen, die mit Blumenkränzen geschmückt auf Trommeln und Flöten ihre Lieder spielen und dazu im Kreis tanzen.

Als wir einen der vielen wilden Bergbäche überqueren, rutsche ich plötzlich ab und falle in die Tiefe. Mit dem Brustkorb pralle ich hart auf einem Fels auf und bin mir sicher: Diese erpresste Ausatmung ist meine letzte. Ein paar Stromschnellen weiter finde ich Halt und stelle völlig durchnässt und nach Luft ringend fest, dass der Ersteindruck zu pessimistisch war – wenn es mir nur gelingen würde, wieder einzuatmen! Aber genau das ist sehr schmerzhaft. Ich vermute einen Rippenbruch und eine Lungenstauchung und fühle mich, als wäre ich von etwas Großem und Schwerem überrollt worden. Glücklicherweise haben wir Schmerzmittel eingesteckt, nur helfen sie in dieser Akutsituation nicht.

Am Flussufer angekommen, fällt mir das Atmen schon leichter, und wir machen Rast und essen unseren Proviant. Die Idylle tut gut, und meine Kleidung und Schuhe können zumindest antrocknen. Anschließend wandern wir flussaufwärts und gehen über eine wackelige Drahtseil-Brücke. An deren Ende weht uns eine rote Fahne mit Hammer und Sichel entgegen. Wir sehen uns fragend an: Sind wir etwa doch in ein Maoistennest geraten? Von einem Strohlager mit bereitliegenden Waffen und selbstgebastelten Sprengsätzen aus erwartet uns ein »Genosse«. Zum Umkehren ist es jetzt zu spät, und wir folgen gehorsam dem Wink des Rebellen. Er empfängt uns mit ein paar Fragen, die er vor allem von mir beantwortet wissen möchte. Wie meine Meinung zur politischen Situation in Nepal sei. Was Deutschland von der maoistischen Bewegung halte. Welche Vorschläge ich für einen noch effektiveren »People's War« unterbreiten könne. Und schließlich, welchen persönlichen Beitrag wir dazu leisten wollen. Bargeld, Fotoapparate oder Uhren? Alles sei willkommen.

Trotz meiner Anspannung und obwohl ich alles andere als vorbereitet bin, verspüre ich nicht wenig Lust auf eine politische Diskussion. Die würde uns jedoch zum Verhängnis werden. Denn hier geht es nicht um einen freien Austausch von Gedanken, Männer wie dieser »Genosse« sind ideologisch längst festgelegt. Was also soll ich antworten? Ich bin mir der Gefahr bewusst, und dass meine Worte über unser Schicksal entscheiden. In dem Moment erinnere ich mich an die Begegnung mit dem burmesischen Militär. Alle meine nun folgenden diplomatischen Äußerungen von der MSF-Neutralität, mein vorgetäuschtes politisches Desinteresse und unsere Fokussierung auf medizinische Hilfe für notleidende Menschen werden genau protokolliert, wenn auch ohne Begeisterung.

Auf einmal klagt der Rebell über Zahnschmerzen – und das ist unsere Rettung. Wenn es gelingt, zum Feind eine Beziehung herzustellen, kann das Gefährdungspotential abnehmen, lerne ich daraus. Den entsprechenden Zahn will der Maoist gleich gezogen haben, was ich ablehnen muss, da wir kein entsprechendes Werkzeug dabeihaben, zudem sieht der Zahn gesund aus. Bereitwillig überreiche ich ihm alle unsere Schmerztabletten und bitte ihn um Wiedervorstellung im Krankenhaus, sollten die Beschwerden anhalten. Er winkt ab. Ohne weitere Lösegeldzahlungen oder Wertsachenspenden dürfen wir gehen. Wir sind erleichtert, den Heimweg zügig antreten zu können. Erst jetzt berichtet unsere Übersetzerin uns, dass der Rebell seine Einheit erwartet und vorgeschlagen hat, das Gespräch mit ihr fortzusetzen. Ich bin skeptisch, ob wir uns auch aus dieser gefährlichen Situation argumentativ hätten befreien können. Ohne uns umzudrehen oder stehen zu bleiben, eilen wir zurück. Dabei bereue ich meine großzügige Tablettenspende schmerzlich: Beim Aufstieg zu unserem Dorf keuche ich wie aus einer Mäuselunge. Bis ich wieder schmerz- und schmerzmittelfrei atmen kann, vergehen beschwerliche Wochen.

Erholung und Kraft tanke ich in der Bergwelt mit den ersten wärmenden Sonnenstrahlen, die morgens durch mein kleines Fenster ins Zimmer gelangen. Der Moment, wenn die über den Bergspitzen aufsteigende Sonne einen weiteren Tag mit klarer, frischer Luft und unendlichem Fernblick ankündigt, ist unbeschreiblich. Und am Abend zieht der Mond über den gleichen Scheitelpunkt seine nächtliche Bahn. Dieser Anblick lässt mich alle Strapazen vergessen. Die von ihm weithin erleuchtete Nachtwelt wird in ein anderes, nicht minder schönes Licht getaucht. Stiller und friedlicher erschien sie mir nie.

Selten zuvor bin ich von der übrigen Welt so isoliert, so abgeschnitten von außen gewesen wie in diesem Himalayadorf.

Weder nationale noch internationale Nachrichten erreichen uns hier oben. Einmal täglich geben wir mit unserem Satellitentelefon ein kurzes Lebenszeichen an unser MSF-Büro in Kathmandu, auch ein paar E-Mails können wir darüber verschicken.

Neben der Klärung medizinischer und organisatorischer Fragen und Zuständigkeiten versuchen wir, uns mit den verschiedenen politischen Akteuren vor Ort über unsere Arbeit auszutauschen. Als am schwierigsten erweist sich der Umgang mit dem Distriktverwalter. Unter strengsten Sicherheitsbedingungen residiert der Regierungsvertreter in einem Militärfort, das er praktisch nicht verlassen kann, weil es für ihn als Hauptanschlagsziel der Maoisten zu gefährlich ist. Sein Wissen über die Gegend bezieht er von wenigen Informanten, die ihn in seinem Hochsicherheitstrakt aufsuchen. Einmal wöchentlich treffen auch wir ihn, um von den schwierigen Bedingungen im Krankenhaus zu berichten, und so entsteht langsam eine vertrauensvolle Beziehung. Das ist wichtig, wir haben viel zu besprechen und müssen unsere Anliegen bewerben. Denn das Konzept einer kostenfreien humanitären Hilfe ist in Rukum unbekannt und weckt Misstrauen und den Verdacht einer versteckten Agenda. In so einer Situation ist viel Überzeugungskunst gefragt. Immer wieder plädiere ich dafür, dass das Wohl des Kranken im Vordergrund stehen muss, dass andere Interessen unterzuordnen sind. Unsere Erfahrung in humanitären Krisenregionen hat gezeigt: Jede noch so geringe Gebühr schließt jene Menschen aus, um die wir uns am meisten kümmern wollen: die ärmsten und am stärksten erkrankten Patienten.

Auch wenn ich das lange nicht für möglich gehalten habe, stelle ich fest, dass dieser Ansatz nun auch in Nepal funktioniert. Nach arbeitsreichen Wochen füllt sich das Krankenhaus wieder. In der Bergwelt hat sich herumgesprochen, dass es dort verlässliche medizinische Hilfe gibt. Und dass der weite Weg ins Hospital nicht mehr vergebens ist.

Was habe ich persönlich in diesem Projekt gelernt? Seit Nepal weiß ich, dass Selbstzweifel notwendige Schmerzen sind. Dabei gilt auch, was Philip Roth über Selbstzweifel sagte: dass sie besser früher als später einsetzen sollten, damit das Ergebnis der damit einhergehenden Reflexion berücksichtigt werden kann.

Ebenso gilt es, eine Aufgabe nicht nur zu suchen, sie abzuwägen und zu hinterfragen, um sie dann mutig, entschlossen und kraftvoll anzunehmen, sondern sich von dieser Aufgabe einfangen und auf ihre Dynamik einzulassen, ihre Gesetze zu absorbieren und so zu verinnerlichen, bis sie tragen. Das erzeugt Energie. Positive Energie, die wiederum der Lösung der Aufgabe zugutekommt.

In Nepal fand ich so schwierige Bedingungen vor, dass ich die ersten Tage wie gelähmt war. Da wäre es einfacher gewesen, die systembedingte Korruption oder die Mitarbeiter verantwortlich zu machen. Nur hätte das weder mir noch dem Projekt geholfen. Vielmehr habe ich mich gefragt, was die Gründe sind, und mit dem Urteilen gewartet, bis das Bild vollständiger wurde und sich gleichzeitig Lösungsmöglichkeiten abzeichneten, die wir umsetzen konnten – nachdem wir mit jedem einzelnen Mitarbeiter gesprochen hatten. Dieser Einsatz gestaltete sich zäh und mühsam, und ich wusste lange nicht, ob Geduld und Freundlichkeit Veränderungen bewirken können.

Doch das taten sie, und zu erleben, wie sich das Krankenhaus langsam wieder füllte und die Patienten zufrieden entlassen werden konnten, war eine schöne Bestätigung unserer Mühen.

Weiter geht es, mit Zuversicht

Wenn du gegen den Krieg bist, bist du gegen den Krieg,
egal was passiert.
Es ist der falsche Lösungsweg, um einen Konflikt beizulegen.
Du kannst einen Krieg genauso wenig gewinnen wie ein Erdbeben.

JEANNETTE RANKIN

LIBERIA, 2003/2004

Wie ein andauerndes Erdbeben ist die wuchtige Meeres-
brandung bis in mein Zimmer zu spüren. Jedes Einschlafen
und Erwachen wird begleitet vom mächtigen Dröhnen und
kraftvollen Rauschen der nimmermüden Wellen. Nur wenige Schritte bis zur hohen, mit Stacheldraht gesäumten
Sicherheitsmauer, die das MSF-Quartier mit dem exotischen Namen »Ocean Sound« von der Atlantikküste trennt.
All dies soll nicht darüber hinwegtäuschen, dass das Wohnhaus noch bis vor kurzem als Notkrankenhaus Kranken und
Helfern Schutz vor Granaten geboten hat.

Das Meer bildet die Südgrenze Liberias, die älteste unab-
hängige Republik des afrikanischen Kontinents. Gut zehn-

tausend ehemalige nordamerikanische Sklaven sind dort vor knapp 200 Jahren angesiedelt worden. Sie tauften ihr Land Freiheit, Liberia, die Hauptstadt benannten sie nach dem damaligen US-Präsidenten James Monroe, Monrovia. Zuvor hatten sie sich gegen die hier heimischen Stämme durchgesetzt – schließlich hatten sie lange und schmerzhaft erfahren, wie das mit der Unterdrückung so geht. Ihre Nachfahren regieren Liberia seither mit einer kurzen Unterbrechung. Der letzte Präsident, Charles Taylor, ein ehemaliger Warlord, ist für den 14-jährigen Bürgerkrieg ebenso maßgeblich verantwortlich wie für die Unruhen in den Nachbarstaaten Sierra Leone, Guinea und Elfenbeinküste. Am 11. August 2003 flüchtete Taylor ins nigerianische Exil und gilt laut *International Herald Tribune* als »der Kriegsherr, der Liberia zerstörte in einem der barbarischsten Bürgerkriege in der jüngsten Geschichte [...], als der größte Unruhestifter Westafrikas«. Dieser Krieg hat bislang etwa 250 000 Menschen das Leben gekostet und die Hälfte der 3,5 Millionen Einwohner Liberias zu (Binnen-)Flüchtlingen gemacht. Und er schwelt weiter.

Die einst ertragreiche Landwirtschaft existiert nicht mehr, es gibt weder Strom- noch Wasserversorgung; Post-, Telekommunikations- und Verkehrsverbindungen sind zusammengebrochen, Schulen und Universitäten geschlossen. Acht von zehn Liberianern können weder lesen noch schreiben, sie haben keine Arbeit und leben unterhalb der absoluten Armutsgrenze von weniger als einem US-Dollar pro Tag. Epidemien brechen unter der geschwächten Bevölkerung aus, viele sterben einen vermeidbaren Tod: durch Cholera,

Gelbfieber, Malaria und Masern, viele Kinder auch wegen Mangelernährung. Kaum ein Dutzend Ärzte ist übrig geblieben, um die Kranken zu versorgen – entweder sind sie dem Konflikt zum Opfer gefallen, oder sie haben das Land verlassen.

Die Hauptstadt ist in einem desolaten Zustand, und ihre Kapazitäten sind längst erschöpft, denn mehr als ein Drittel der Einwohner sucht hier Zuflucht. Zehntausende kampieren in provisorischen Lagern und haben die Metropole auf das Dreifache ihrer Größe anwachsen lassen. Kein Gebäude ist während des Krieges unversehrt geblieben. Müll und ausgebrannte Autowracks säumen die holprigen Straßen. Neben Krankheiten und finanzieller Not haben die unvergesslichen schrecklichen Kriegsgräuel die Menschen fest im Griff. Sie erzählen Geschichten von abgeschlagenen Köpfen, Leichenbergen und randalierenden, unter Drogen gesetzten Kindersoldaten, die so grausam sind, dass die internationale Presse verboten hat, die entsprechenden Bilder zu verbreiten.

Die Entwicklung wurde um 50 Jahre zurückgesetzt, und fast alles, was funktioniert, wird von internationalen Organisationen importiert oder von ihnen übernommen: 6000 UN-Soldaten sichern die Straßen und strategisch wichtigen Punkte Monrovias, Ernährungsprogramme versorgen die Bewohner, in alten Tanklastwagen wird Trinkwasser transportiert, und ein paar Dieselgeneratoren spenden stundenweise Strom. MSF und andere Nothilfeorganisationen unterhalten das Gesundheitssystem.

So weit also die Situation innerhalb der Hauptstadt, auf

die sich sämtliche internationale Unterstützung konzentriert, die wiederum am Finanztropf der Weltgemeinschaft hängt. In über 70 Prozent des Landes hingegen ist humanitäre Hilfe aufgrund der Unzugänglichkeit noch immer fast unmöglich, sind die Menschen weiterhin weitgehend sich selbst und den verschiedenen Konfliktparteien überlassen, sind noch immer Hunderttausende Flüchtlinge auf der Suche nach Sicherheit.

Erst kurz vor meiner Ankunft im Dezember 2003 wurde mit der Entwaffnung der Rebellen begonnen, im Februar sollen weitere 15 000 UN-Soldaten stationiert werden, ein Versuch, die Gewalt auch außerhalb Monrovias zu reduzieren und die ersten freien Wahlen in zwei Jahren vorzubereiten. Daran knüpfen sich vage Friedenshoffnungen. Angesichts des Chaos in Monrovia scheint der Weg dorthin noch weit, und ich frage mich, wie realistisch dieses Ziel ist.

Die Liberianer erlebe ich als ein Volk von Tragödienstiftern und Überlebensweltmeistern – als solche bewegen sie sich zwischen Leben und Tod. Dabei meistern sie Unvorstellbares. Und trotz scheinbarer Aussichtslosigkeit und ungewisser Perspektive geht das Leben weiter.

Und dennoch zeichnet sich eine langsame Normalisierung ab. Vereinzelt sind erste Häuser in frischen Farben gestrichen, der Kleinhandel floriert, und mehr und mehr Autos befahren die Straßen. Nur: Was ist hier ein Auto? Alles, was rollt, mit mehr als acht Insassen. Dinge wie Licht, Scheiben, Karosserie und vier Reifen, die sonst zur Grundausstattung gehören, sind hier luxuriöses Zubehör, das nur wenigen Fahrzeugen vorbehalten ist. Daher gilt: Auto ist alles, was sich schneller bewegt als ein Mensch. Und der bewegt sich einzeln oder in der Gruppe mittlerweile wieder spontan tanzend zu jedem vernehmbaren Rhythmus, lacht dankbar über jeden Scherz als Ausdruck wiedererwachter Lebensfreude. Eine bessere, dauerhaft friedliche Zukunft, das ist es, wonach sich alle sehnen. Und sich bis dahin über jeden Tag zu freuen, den sie erleben.

Wie sorglos ist dagegen mein Leben. Und wie wenig ungewiss meine Zukunft. Dabei hatte ich nicht damit gerechnet, nach der Rückkehr aus Nepal nur zwei Wochen in Deutschland zu bleiben.

Genau 24 Stunden vor dem Abflug nach Paris, wo ich am Abend des 16. Dezember gebrieft wurde, hatte mit Liberia als Ziel das nächste Projekt festgestanden. Nach weiteren 24 Stunden landete ich nachts in Westafrika mit der einzigen Maschine, die das Land wöchentlich anfliegt. Hier leite ich nun für sechs Wochen eine neueröffnete MSF-Notfallklinik in Monrovia.

Das Flughafengebäude ist eine armselige Baracke, die Einreiseabfertigung war vor allem herzlich. Draußen in der tropischen Hitze warteten wir dann, bis alle Fahrzeuge der Organisationen, die uns abholten, startbereit waren. Anschließend ging es im Konvoi mit Blaulicht und hoher Geschwindigkeit durch die hereinbrechende Nacht, um nicht zum Angriffsziel für Rebellen zu werden. Bei unserer Ankunft im Ocean Sound war es stockdunkel.

Die zusammengebrochene Stromversorgung schafft eine

gespenstische Atmosphäre: In dieser riesigen Stadt ist nachts fast nichts zu sehen, lediglich wenige Öllampen und Kerzen erhellen, was von der Zivilisation übrig geblieben ist, und werfen Schatten umherhuschender Menschen an die Mauern.

In Monrovia lebe und arbeite ich mit einem humorvollen wie professionellen Team von elf erfahrenen MSF-Kollegen, zusammengewürfelt aus allen Teilen des Globus in einem Projekt, das eine weitere Steigerung meiner bisherigen Aufgaben darstellt. Von fünf verschiedenen über die Stadt verteilten Orten aus leisten wir Hilfe. Eine anfangs unüberschaubare Anzahl von Mitarbeitern und Fahrzeugen ist ständig im Einsatz, das Jahresbudget beläuft sich auf über drei Millionen Euro.

Das Herzstück bildet die in einer stillgelegten Schule im Zentrum Monrovias seit November betriebene Notfallklinik mit dem Namen Momba Point Emergency Hospital. Es ist ein ehrgeiziges und das weltweit erste in vollständiger MSF-Eigenregie verantwortete Krankenhausprojekt.

Erleichternd wirkt sich die momentan verhältnismäßig entspannte Sicherheitslage aus, aber das kann sich stündlich ändern. Wenn wir unser Haus morgens verlassen, müssen wir dem Wachpersonal unseren genauen Zielort angeben und über Funkgerät sowie Mobiltelefon immer erreichbar sein. Noch ist es ungewohnt, panzergeschützte UN-Kontrollposten auf dem Weg zum Hospital zu passieren. Sie gewähren ein wenig Sicherheit, da nationale Militär- oder Polizeieinheiten fehlen. Nach Anbruch der Dunkelheit dürfen wir uns nur noch mit Fahrzeugen innerhalb der Stadtbezirksgrenze bewegen. Fluchtpläne bestimmen, wohin wir evakuiert werden, wenn sich der Konflikt zuspitzt – per Helikopter ins benachbarte Ausland oder mit kleinen Booten auf eines der Kriegsschiffe der US-Marine, die vor der Küste kreuzen. Auf der einen Seite ist es beruhigend zu wissen, dass wir bei einer erneuten Eskalation hier rauskommen. Andererseits zeigt sich daran, wie unsicher die Lage derzeit ist, und wie privilegiert wir sind. Im Notfall können wir die Stadt verlassen, die Einwohner haben diese Option nicht.

Noch erstaunlicher als diese Erkenntnis ist für mich aber die Erfahrung, dass unser weißes MSF-T-Shirt hier einen Schutzeffekt entfaltet, wie ihn sonst nur Schusswesten bieten. Natürlich kann das dünne Leibchen keiner Kugel standhalten, aber dessen Wahrnehmung zeigt, wie groß der Respekt vor unserer Organisation ist, die überall im Land auch während der dunkelsten Stunden des Konfliktes medizinische Hilfe geleistet hat. Bis jetzt wurden wir von niemandem angegriffen.

So fühle ich mich recht sicher auf meinem Weg ins Momba-Point-Krankenhaus. Die erste Frage, die ich bei der kurzen Morgenvisite kläre, ist, wie viele Patienten in der Nacht verstorben sind. Erleichtert bin ich schon, wenn die Zahl im niedrigen einstelligen Bereich bleibt. Denn einen Tag oder eine Nacht ohne Tote gibt es hier nicht.

Im Emergency Hospital bin ich als medizinischer Direktor für 140 Betten und 240 Mitarbeiter verantwortlich, darunter Ärzte, Pflegende sowie Hebammen und anderes unterstützendes Personal. Über 5000 Patienten werden monatlich in der Akutklinik behandelt, über 500 sind es auf einer der 13 Stationen. Bereits im zweiten Monat nach Inbetriebnahme werden die meisten Notfälle der Stadt bei uns eingewiesen. Das ehrt uns und ist gleichzeitig eine enorme Herausforderung. Jeden Tag. Aber es befriedigt mich auch, die ehrgeizigen Qualitätsansprüche zu erfüllen und, anders als in Nepal, hier vom ersten Projekttag an effektiv medizinisch tätig werden zu können.

Meine primäre Aufgabe ist die Supervision von Patienten und Mitarbeitern. Natürlich geht dies nur gemeinsam mit motivierten Fachkräften, die sich leidenschaftlich engagieren. Und anders als in Asien, wo ich mein Temperament immer wieder zügeln musste, muss ich hier auf das meiner Kollegen manchmal mäßigend, seltener auch motivierend einwirken. Beispielsweise wenn die Mitarbeiter in der Rettungsstelle während akuter Notfälle alles liegen lassen, weil ihr Telefon klingelt. Sie begründen das mit dem Bürgerkrieg, jederzeit könne einem Familienangehörigen etwas zustoßen, und da müssten sie erreichbar sein. So können wir aber nicht arbeiten und gefährden Menschenleben. Daher dürfen jetzt private Telefonate nur noch in den Pausen geführt werden.

Schön ist es, endlich mit den Patienten wieder direkt sprechen zu können – zumindest wenn ich das hier etwas spezielle Englisch richtig verstehe.

Die meisten Liberianer sind jung. Das Durchschnittsalter liegt bei 18 Jahren, in Deutschland sind es 42 Jahre. Dafür ist die Fertilitätsrate von über sechs Kindern pro Frau relativ hoch.

Auf der großen Entbindungsstation mit einigen Dutzend Betten herrscht eine Atmosphäre aus Lethargie und Langeweile. Wöchnerinnen und Säuglinge entkommen hier dem Chaos ihres harten Alltags, dürfen einmal ausruhen und richtig ausschlafen. Die Frauen wachen nur kurz auf, um zu stillen.

Von den Patienten, die wir aufnehmen, haben die meisten eine schwere Malaria, eine ausgeprägte Atemwegserkrankung oder akute gynäkologische beziehungsweise Geschlechtskrankheiten. Und es gibt viele Fälle und Situationen, wo wir nur noch wenig tun können. Etwa drei Patienten sterben täglich, die meisten kurz nach ihrem Eintreffen, weil sie zu spät zu uns gekommen oder einfach zu krank sind.

Wie jenes Kleinkind, das wegen einer Erkältung seinen Appetit verloren hatte, von der Mutter zwangsgefüttert wurde und dabei erstickte. Als wir es in der Notaufnahme sehen, ist es bereits tot. Oder jener Säugling, dessen Mutter ihn wegen einer beidseitigen Brustentzündung nicht mehr stillen konnte. Abgemagert bis auf die Knochen und halbvertrocknet überlebte er trotz intensiver Behandlungsmaßnahmen keine zwölf Stunden.

Eingebrannt hat sich mir das grausame Schicksal eines jungen Mannes. Die Visite am Neujahrsmorgen war gerade abgeschlossen, als sich das Metalltor zum Innenhof der Klinik öffnet. Ich höre die lautstarken Rufe des Sicherheitspersonals und der Mitarbeiter, die ihn von der Rückbank eines Autos auf die Trage hieven, und gehe ihnen entgegen. Der Eingelieferte wurde brutal zusammengeschlagen und blutet aus allen Kopföffnungen. Am ganzen Körper zeigt er schwere Verbrennungen. Schnell bringen wir ihn in den Schockraum. Er ist nicht bei Bewusstsein, Atmung und Kreislauf sind kaum noch vorhanden, er röchelt erbärmlich und ist dem Tod geweiht. Gerade als wir ihm Schmerz- und Beruhigungsmittel verabreichen wollen, erliegt er seinen Verletzungen. Aus der Zeitung weiß ich, dass Lynchjustiz verbreitet ist. Doch noch nie habe ich eines der Opfer gesehen, so übel von Menschenhand zugerichtet. Wenig später spricht sich herum, dass eine Gruppe den als Junior Charles identifizierten Mann verfolgt, zusammengeschlagen, mit Benzin übergossen und angezündet hat. Nach Silvesterfeierlichkeiten hatte er in einem kleinen Laden Unterschlupf gefunden und wurde bezichtigt, etwas gestohlen zu haben. Aber das ist nicht bewiesen.

Dann erfahre ich aus der Presse, dass zwar die Schusswechsel in Monrovia abnehmen, jedoch gefühllose, mörderische Taten wie diese, Mob-Gerechtigkeit genannt, die Gesellschaft erfasst und bereits mehrere Leben gefordert haben. Die Bande habe laut Augenzeugen den Kopf von Junior Charles zerschmettert und seinen schon fast leblosen Körper in Brand gesetzt und ihn in seinem Überlebenskampf allein gelassen. Leider bleibt Junior Charles kein Einzelfall: In den nächsten Wochen erliegen weitere Männer den tödlichen Attacken dieser tragischen Form von Selbstjustiz. Ich weiß nicht, wie viele bei uns eingeliefert wurden – überlebt hat keiner.

Zum Glück ereignen sich auch Geschichten wie diese: Eines Abends gehe ich noch einmal über die Entbindungsstation, bevor ich die Klinik verlasse. Unter den Wöchnerinnen fällt mir eine junge Frau auf. Sie leidet unter schwerer Atemnot, sie kann kaum noch sprechen oder sich anderweitig bemerkbar machen. Vor wenigen Stunden ist sie erneut Mutter geworden und hat gesunde Drillinge entbunden. Ihre Abwehrkräfte sind noch geschwächt, und sie hat eine schwere Lungenentzündung entwickelt, ihre Blutsauerstoffsättigung fällt dramatisch ab. Wir verlegen sie unverzüglich auf unsere Intensivstation und kämpfen im großen Team stundenlang mit allem, was wir an Medikamenten und unseren notdürftigen technischen Geräten aufbieten können, behandeln sie mit Sauerstoff, Antibiotika und Blutkonserven. Gegen Mitternacht stabilisiert sich ihr Zustand, aber Entwarnung gibt es nicht. Weitere Behandlungstage auf der Intensivstation und all unsere Bemühungen sind nötig, bis es ihr allmählich bessergeht. Zum Glück überlebt sie – und mit ihr ihre drei entzückenden Säuglinge. Hier galt es, nicht nur ein Leben zu retten – der Tod der Mutter hätte die ganze Familie existentiell bedroht. Nachhaltiger kann humanitäre Hilfe kaum sein!

Zu meinen Aufgaben in diesem Projekt zählen neben der direkten Patientenversorgung und der Supervision von Mitarbeitern sowie Erkrankten auch die des Krankenhauslabors und der Apotheke, das Lösen kleiner und größerer Konflikte, das Einstellen und Entlassen von Mitarbeitern, die Einberufung von Team-Konferenzen sowie die Durchführung von Fortbildungen und nicht zuletzt das Sammeln von Daten und ihre Auswertung. So verbringe ich jeden Tag im Krankenhaus und bin hochmotiviert, obwohl ich keine

Pause habe. Kein Vergleich zu Nepal, wo ich oft das Gefühl hatte, nicht voranzukommen. Und auch das ist anders als bei den vorherigen Projektaufenthalten: Die Stadtgrenze überschreite ich nie; über Wochen ist mein Bewegungsradius eingeschränkt, konzentriert er sich auf einen Ort. Eine bislang einzigartige Erfahrung.

Auch schwierige Personalentscheidungen beschäftigen mich sowie die Aufklärung von Korruptionsfällen. Zwar wissen alle Patienten und Mitarbeiter, dass die Behandlung durch MSF kostenfrei ist. Dennoch verdichten sich im Januar Gerüchte, dass der Leiter der Transfusionsabteilung von den Patienten für jede erhaltene Blutspende Geld verlangt. Dabei setze er sie so unter Druck, dass sie sich nicht trauten, gegen ihn auszusagen. Somit können wir ihm lange nichts nachweisen. Als einzelne Patienten dann doch gegen ihn aussagen, berufe ich ein Treffen mit ihm und anderen Mitarbeitern der Abteilung ein. Eingestellt bin ich auf einen langen und schwierigen Prozess. »Wollen Sie mich rausschmeißen?«, beginnt der Beschuldigte das Gespräch. Ich entgegne, dass ich die Vorkommnisse mit ihm zunächst klären möchte und dann entscheiden werde. Die Leitung einer Blutbank ist komplex, zudem ist der Bedarf an Transfusionen hoch. »Wenn es auf eine Trennung hinausläuft, sagen Sie es gleich, dann bin ich weg«, setzt er nach. So löst sich dieser Korruptionsfall überraschend schnell und unkompliziert, ich bin erleichtert. Der Mann hat grob gegen alle Regeln verstoßen, da spreche ich nicht wie sonst eine Verwarnung aus, sondern kündige ihm fristlos.

Viel zu schnell geht dieser spannende Projekteinsatz für mich zu Ende. Ich bin froh über diese neuen, zahlreichen Eindrücke und dass ich eine Dekade nach meinem ersten Besuch als Student in Afrika als professioneller Helfer auf diesen Kontinent zurückkehren durfte.

Die Nöte in Monrovia sind eindeutig, der humanitäre Imperativ jede Minute spürbar. Ich genieße die letzten Augenblicke unter der tropischen Sonne, die letzten erfüllenden Morgen- und Abendstunden, begleitet vom Wellenrauschen.

Meine Rückkehr nach Berlin am 23. Januar fällt mit dem kältesten Tag dieses Winters zusammen. Nun, *jeder* Tag in Deutschland wäre mein kältester gewesen. Der kälteste seit zwei Jahren, die ich nicht hier war. Aber nicht nur die hiesige Temperatur bedeutet eine Umstellung, an diese gewöhne ich mich sogar schnell. Was bleibt, ist ein Gefühl des Fremdseins in der Stadt und gegenüber den Menschen, die mir doch eigentlich vertraut sein müssten. Schließlich kehre ich in mein Herkunftsland zurück, in meine Kultur und das gewohnte Umfeld. »Es gibt«, schreibt Rilke, »Momente des Lebens, in denen das Alleinsein unter seinesgleichen einen Grad erreicht, den man nicht zugegeben haben würde, wenn er einem in Zeiten unwillkürlicher, geläufiger Gemeinschaft wäre genannt worden.«

Dabei liebe ich Berlin. Ich kann mir nicht vorstellen, an einen anderen Ort in diesem Land zurückzukehren. Dass ich froh bin, hier selbstverständlich und ohne Sicherheitsrisiko jederzeit auf die Straße gehen kann, ohne angegriffen zu werden, ohne dauernd Krankheiten ausgesetzt zu sein, und überall alles essen und trinken zu dürfen, klingt vielleicht banal. Aber das ist es nicht. Den Frieden und die Freiheit genieße ich intensiv, und auch wenn es seltsam anmuten mag, bin ich angesichts der zivilisatorischen Errungenschaften wie euphorisiert.

Viel Zeit zum Nachdenken bleibt mir allerdings nicht, unmittelbar nach meiner Ankunft arbeite ich wieder auf der Intensivstation. In solch einer Klinik-Abteilung war ich bis vor meiner Abreise nach Myanmar tätig gewesen. Und doch ist jetzt alles anders – oder hat sich nur meine Sichtweise verändert? Ich fühle mich wie in einem sonderbaren Film, in dem alle Auswüchse einer kranken Gesellschaft zusammenkommen. Was ich auf der Intensivstation sehe und erlebe, sind fast ausschließlich hochbetagte und multimorbide Patienten, von denen die meisten ihrem Körper durch jahrzehntelanges übermäßiges und ungesundes Essen, durch Alkohol und Nikotin sowie Bewegungsmangel schwer zugesetzt haben. Ihre Dutzenden Diagnosen sind ernst, viele versterben trotz aller intensivmedizinischen Unterstützung in absehbarer Zeit. Wir behandeln unter anderen einen Über-70-Jährigen mit fortgeschrittenem Darmkrebs und weiteren lebensverkürzenden Krankheiten. Der Therapieverlauf gestaltet sich kompliziert, dennoch können wir ihn nach wochenlanger Behandlung so weit stabilisieren, dass er auf eine normale Krankenstation verlegt werden kann. Doch letzten Endes stirbt der Mann kurze Zeit später. Die Kosten für seine Behandlung belaufen sich auf 140 000 Euro. Das MSF-Jahresbudget für Liberia hat bei drei Millionen

Euro gelegen. Dafür können wir dort über 100 000 Menschen behandeln.

Die Auseinandersetzung mit Sterben und Tod erlebe ich in Deutschland oft als Tabu; bis zum Lebensende werden wesentliche Fragen, wie ein Mensch und seine Angehörigen mit Leid und Sterben umgehen wollen, vermieden. Mit fatalen Konsequenzen. Denn wenn es dann plötzlich so weit ist, fehlt meist die Zeit für wichtige Gespräche, dann müssen notärztliche oder intensivmedizinische Entscheidungen schnell getroffen werden. Häufig wird dann statt eines würdevollen Sterbens in häuslichem Umfeld alles medizinisch Mögliche getan für eine maximale Daseinsverlängerung im Krankenhaus. Es ist ja kein Geheimnis, dass das Gros der Patienten hierzulande am Lebensende jeweils mehr medizinische Ressourcen in Anspruch nimmt als eben noch die Kranken einer ganzen Region wie Monrovia. Auch wenn mir dieses Phänomen schon lange bekannt ist, drängt sich mir nach der Rückkehr aus Liberia erstmals der direkte Vergleich zwischen einer wohlhabenden und einer bedürftigen Gesellschaft auf. Das finde ich deutlich schwerer auszuhalten als die abstrakte Gegenüberstellung von Zahlen als Beispiel einer ungerechten Welt.

Daher habe ich mich entschieden, klar zwischen meinen Welten – der humanitären Projektarbeit mit MSF und der ärztlichen Tätigkeit in Berlin – zu unterscheiden. Das Bedürfnis, direkt zu vergleichen, unterbinde ich ganz bewusst, damit ich meine Fähigkeiten als Arzt und Helfer dem jeweiligen Kontext entsprechend einsetzen kann.

Unser Umfeld können wir ja meistens nicht frei wählen –

aber unsere Haltung. Wobei wir allein aufgrund der friedfertigen Sicherheit, in der wir leben, gegenüber den Menschen in Liberia absolut privilegiert sind. Wie das Beispiel von Gewalt und Willkür zeigt, denen Junior Charles zum Opfer fiel.

Bewusst entscheiden dürfen wir uns für eine innere Einstellung. Hier können wir von den Menschen in Westafrika lernen: mit Optimismus und Zuversicht die kleinen wie großen Aufgaben zu meistern. Und von Jeannette Rankin lässt sich lernen, dass sich mit Krieg nichts lösen lässt. Ihre Feststellung, dass ein Krieg ebenso wenig zu gewinnen ist wie ein Erdbeben, ist natürlich grotesk. Ebenso wenig wie dies gewonnen werden kann, kennt der Krieg keine Sieger, nur Verlierer: Immer sind die Notleidenden in der Überzahl gegenüber möglichen wenigen Gewinnern, übersteigt das vielfach erzeugte Elend jeglichen strategischen Nutzen.

Vielleicht ist es möglich, uns von dem Gedanken leiten zu lassen, dass die Not fernab unseres Alltags und außerhalb unserer Landes- oder Kontinentgrenzen manchmal um ein Vielfaches größer ist. Und daraus den Mut zu schöpfen, den eigenen Weg fortzusetzen.

Über Verlust und Trauer – und neue Wege

Wenn man geht, entsteht ein Weg,
und wer sich umdreht und späht,
sieht hinter sich einen Pfad

ANTONIO MACHADO

INDONESIEN, 2005

Am 26. Dezember 2004 bricht ein Unheil ungeahnten Ausmaßes über Asien herein. So gewaltig, dass sich bis heute die Menschen weltweit daran erinnern. Ich verbrachte die Weihnachtstage bei meiner Familie am Bodensee, als ein heftiges Seebeben jene Flutwelle auslöste, die mit größter Wucht sämtliche Küsten entlang des Indischen Ozeans überrollte.

Wie Millionen andere habe ich mit wachsender Sorge die Folgen dieser beispiellosen Naturkatastrophe in den Nachrichten verfolgt, die dramatisch ansteigenden Opferzahlen und die leidvollen Schicksalsberichte der von der Flutkatastrophe betroffenen Menschen. Wie selten zuvor zeigten uns Fernsehbilder, Radio- und Zeitungsberichte so minutiös den Ablauf eines Naturphänomens, dessen Dimension nie vollständig erfasst sein wird. Schätzungsweise 230 000 Opfer forderte der Tsunami in Indonesien, Sri Lanka, Indien, Thailand und 14 weiteren Ländern. Von den Überlebenden wurden etwa 1,7 Millionen Menschen obdachlos. Beim Anblick der ersten Bilder dachte ich an die lebensgefährlichen Durchfallerkrankungen, Malaria- und Dengue-Fieber-Epidemien, die den Überlebenden jetzt drohten. An die vielen Knochenbrüche und die Lungenentzündungen, die schon durch geringe Mengen Salzwasser, die in die Atemwege gelangen, ausgelöst werden. Und ich dachte an die Aufgaben, die durch die Versorgung der Menschen vor Ort und den Wiederaufbau der medizinischen Infrastruktur auf MSF in Südostasien zukommen würden.

Der Tsunami löste eine weltweit einzigartige Anteilnahme und Hilfsbereitschaft aus. Die eingehenden Spenden brachen alle Rekorde, so auch bei MSF. Deshalb baten wir erstmals als erste Hilfsorganisation nach wenigen Tagen darum, nicht mehr zweckgebunden zu spenden, weil die Einnahmen bereits über dem von uns ermittelten Bedarf lagen und so nicht für andere Projekte hätten genutzt werden können. Zum Vergleich: Die 90 Millionen Euro an weltweiten Spendeneinnahmen der ersten zehn Tage nach dem Seebeben entsprechen dem Gesamtbudget, das MSF 2003 für Projekte in Angola, Afghanistan, D. R. Kongo, Liberia und Sudan ausgegeben hat.

Innerhalb von 72 Stunden, nachdem die Flutwelle die Küsten erreichte, trafen die ersten Experten und Hilfsgüter ein, bis Ende Januar waren es 200 internationale Mitarbeiter und rund 2000 Tonnen, die dorthin entsandt wurden.

Die Organisation hat begonnen, Notkrankenhäuser zu errichten, Programme zur Seuchenbekämpfung und Massenimpfungen durchzuführen und provisorische Unterkünfte, frisches Trinkwasser und Nahrungsmittel bereitzustellen.

Wenn es eines Anlasses bedurft hätte, selbst wieder humanitär tätig zu werden, dann diese Katastrophe. Dass ich mich einer neuen Herausforderung stellen würde, wusste ich seit der Rückkehr aus dem letzten Projekt in Liberia. Nun ging es für mich darum, so schnell wie möglich für den nächsten Einsatz verfügbar zu sein. Mein Dienstplan für Januar stand bereits, den Jahresurlaub 2004 hatte ich aber aufgespart, und nach einigen Verhandlungen mit meinem Krankenhaus in Berlin bekam ich zusätzlich eine unbezahlte Freistellung und konnte für zwei Monate zusagen.

Über Paris, Amsterdam und Singapur treffe ich am 16. Februar 2005 in Jakarta ein. Mein Eindruck von der indonesischen Hauptstadt ist der einer geschäftigen Gesellschaft, deren Grundbedürfnisse gedeckt sind und in der ein friedliches, demokratisches Zusammenleben möglich ist. Es gibt, stelle ich nach einem flüchtigen Vergleich fest, ärmere Länder und bedürftigere Menschen. Aber Jakarta ist vom Seebeben auch weitgehend verschont geblieben.

Dann reise ich weiter nach Banda Aceh im Norden der Insel Sumatra, wo die Flutwelle als Erstes die Küsten überrollte und die Menschen am stärksten betroffen sind. Ein zweiter Blick, eine etwas gründlichere Betrachtung der hiesigen Lebensumstände, und mir wird klar, wie schwierig diese sind.

Schon aus der Luft, vor dem Landeanflug, erkenne ich durch die Bordfenster das enorme Ausmaß der Zerstörung: niedergemähter Tropenwald und abgeknickte Palmen, ich kann nur ahnen, wo einmal die Küste verlief, ehemals nutzbare Straßen erkenne ich nur schemenhaft, aber überall großflächige, neue Sumpfgebiete. Dazwischen immer wieder Überbleibsel von Häusern und kleinen Ansiedlungen. Alles ist mit einer graubraunen Schlammschicht überzogen, die weite Teile des überschwemmten Landes bedeckt. Das Gebiet liegt dem Epizentrum am nächsten, hier verloren 75 Prozent aller Tsunami-Opfer ihr Leben. Hier raste nach dem apokalyptischen Seebeben der Stärke 9,3 eine turmhohe Welle mit einer Geschwindigkeit von 500 Stundenkilometern auf die Küste zu. Die Schäden reichen bis 14 Kilometer ins Landesinnere.

Nach der Landung bringt mich ein Fahrer ins wenige Kilometer entfernte Banda Aceh auf holpriger und verkehrsreicher Straße. Dabei passieren wir Massengräber, die Überreste der 170 000 Menschen, die in dieser Region innerhalb weniger Minuten ertranken, werden von mächtigen Planierraupen verscharrt.

Das Leid ist offensichtlich und wird noch lange anhalten: Aus der Projektbeschreibung weiß ich, dass etwa 500 000 Überlebende ihrer Wohnstätte beraubt auf unbestimmte Zeit in Zelten oder einfachen Baracken untergebracht und auf externe Nahrungsunterstützung angewiesen sind. Jedes achte Kind ist akut mangelernährt, und 70 Prozent der Menschen sind seelisch traumatisiert. Fast 600 Gesundheitseinrichtungen wurden zerstört. Die Übriggebliebenen sind hoffnungslos überfordert mit den dramatisch angestiegenen Krankenzahlen. Und das ist der Grund, warum ich nach Sumatra gekommen bin.

Das Krankenhaus, das für die kommenden Wochen mein Einsatzort sein wird, liegt in der Provinzhauptstadt Sigli, etwa 110 Kilometer östlich von Banda Aceh. Auch hier hat die Flut verheerende Schäden angerichtet, wurde der gesamte Küstenstreifen verwüstet, wurden Fischerdörfer ausgelöscht und Familien in den Tod gerissen, seither sind Zehntausende in Vertriebenenlagern untergekommen.

Hier gibt es aber noch ein anderes, länger andauerndes und beängstigendes Problem, das außerhalb Indonesiens fast unbekannt ist. Seit 1976 schwelt in Aceh ein Bürgerkrieg, der die Bewohner in seiner Gewalt und alle zivilen Strukturen erfasst hat. Auf der einen Seite die Bewegung Freies Aceh (GAM), die die Autonomie der Provinz und eine Beteiligung an den Einnahmen aus den reichhaltigen Erdöl- und Gasfunden fordert, und das indonesische Militär (TNI) auf der anderen Seite. Der Konflikt zwischen den sich radikalisierenden Parteien hat sich in den vergangenen Jahren deutlich zugespitzt, der Ausnahmezustand für die Region wurde kurz vor meiner Ankunft noch einmal verlängert. Die genauen Opferzahlen vermag keiner zu nennen, Schätzungen gehen von einigen hunderttausend intern Vertriebenen und Tausenden Ermordeten beziehungsweise Vermissten aus. Internationale Helfer sind bei der Suche nach Tsunami-Überlebenden auf die Überreste großer Vertriebenen-Camps gestoßen, von deren Existenz bis dahin niemand wusste. Wer es sich leisten konnte, hat die Gegend längst verlassen, ist in andere Landesteile oder nach Malaysia ausgewandert.

Sigli bildet das Zentrum dieses Konfliktes. Die staubige, schmucklose Stadt wirkt auf mich völlig unvorbereitet, jemals Besucher empfangen zu können. Sie bietet auch nichts, was ein Bleiben rechtfertigen könnte. Nicht einmal Fremde auf der Durchreise wurden hier gesehen, die Gegend ist Sperrgebiet und für Ausländer zu gefährlich, folgerichtig rät das Auswärtige Amt dringend von einem Besuch ab.

Schon bei meiner Ankunft fällt mir die ständige massive Polizeipräsenz auf, kampfbereite Militärs und weitere Sondereinheiten demonstrieren überall die staatliche Gewalt. Soldaten in voller Kampfmontur und schwerbewaffnete Polizisten lassen keine Zweifel aufkommen, wer hier das letzte Wort hat.

Seit dem verheerenden Beben am 26. Dezember haben Hunderte weitere Erdstöße die Gegend erschüttert und Panik ausgelöst. Dennoch kehren die Menschen langsam in ihre Dörfer zurück, bauen sie wieder auf; hier lässt sich keiner dauerhaft von seinem heimatlichen Grund fernhalten, niemand glaubt auch, solch ein Ereignis könne sich jemals wiederholen. Die Fischer und ihre Familien streben zurück zum Meer, ihrer Existenzgrundlage.

Von den Acehlesen erfahre ich, was für ein stolzes und unabhängiges Volk sie sind, beschenkt mit reichen Bodenschätzen und einer Küste, welche die strategisch wichtige Meerenge von Malakka bildet. Die gleichnamige Handelsstraße ist heute das Nadelöhr für ein Drittel der weltweiten Fracht- und die Hälfte aller Öltransporte.

Ich erlebe die Einwohner Siglis als zurückhaltende, aber sehr freundliche, fröhliche Menschen, die ihr asiatischer kultureller Hintergrund vermutlich stärker geprägt hat als die strengen Gesetze des Islam. Dass dessen Auslegung in Indonesien liberaler ausfällt, kann historisch verstanden werden, denn lange bevor Allah zum alles dominierenden Gott avancierte, folgten die Inselbewohner anderen Religionen und Riten.

Morgens um 5:30 Uhr beginnt mein Tag sodann auch mit einer schönen Männerstimme, die fremdartige Lieder von der nahe gelegenen Moschee herabsingt. Für manche lokale Mitarbeiter der Ruf zum Gebet; ich schlafe meist noch einmal ein. Nach einem kurzen Frühstück auf der blumenreichen Terrasse und mit Blick in den grünen Garten, in dem Papayas, Bananen und Mangos reifen, fahren wir – ein Logistiker, zwei Krankenschwestern und ich – in die Klinik.

Das Sigli-Hospital ist das einzige im Distrikt und nicht unbedingt berühmt für seine medizinische Qualität. Im Gegenteil, wer konnte, umging diese Institution, ähnlich wie die Menschen bei meinem Einsatz in Nepal. Als der erste ausländische Arzt bin ich hier zuständig für die Intensivstation sowie die Supervision der Notaufnahme und der im Januar neueröffneten chirurgischen Station.

Unser Ziel im Sigli-Krankenhaus ist es, die medizinische Qualität zu verbessern und den Menschen eine akzeptable Behandlung bieten zu können, die vergleichbar ist mit der im übrigen Land. Das sind beachtliche Herausforderungen für unser kleines MSF-Team. Die dabei zu überwindenden

Schwierigkeiten sind offensichtlich: Sie beginnen bei der schlechten Krankenhaushygiene und setzen sich fort in der eingeschränkt verfügbaren apparativen Diagnostik in Form eines alten EKG-, Röntgen- und Ultraschallgeräts sowie eines unzuverlässigen Labors. Noch bescheidener sind die Therapieoptionen. Auf der Intensivstation beschränken sich unsere Möglichkeiten auf die Gabe von Sauerstoff und Antibiotika. Moderne Behandlungsverfahren, die andernorts selbstverständlich und bei Schwerverletzten erforderlich sind, können wir nicht anbieten.

Ein weiteres großes Problem sind die unübersehbar überforderten lokalen Mitarbeiter. Der politisch-militärische Konflikt versetzt sie seit Jahren in Unruhe und Unsicherheit, und jetzt bedeutet der Tsunami mit seinen Nachbeben eine weitere Zäsur. Noch dazu sind sie deutlich unterbezahlt, ein Krankenpflegergehalt liegt bei 25 bis 100 US-Dollar pro Monat. Auch notwendige Aus- und Weiterbildung fiel lange aus. So werden internistische Notfälle fast immer verkannt: Ein Patient mit akuter Magenblutung wird als Schlaganfall in die Neurologie aufgenommen. Die »akute Bronchitis« eines alten Mannes erweist sich als schwerer Herzinfarkt, den wir schnell intensivmedizinisch behandeln. Die nötigen Spezialmedikamente – Betablocker und Morphin – finde ich in einer privaten Apotheke der Stadt. Später stellt sich heraus, dass der Patient Bürgermeister einer nahen Gemeinde ist. Nach seiner Entlassung lädt er unser Team zur nächsten Dorfhochzeit ein.

Wir sind überall gerne gesehen, immerhin sind wir die erste internationale Organisation, die in diesem Distrikt

humanitäre Hilfe leistet. Schnelle Veränderungen, eine
zügige Qualitätsverbesserung oder gar die Durchsetzung
drastischer Effizienzmaßnahmen sind utopisch: Ein unacht-
sames Wort, ein rauerer Ton oder das Erheben der Stimme
sind wie in meinem ersten Einsatz in Myanmar auch in dieser Kultur unverzeihlich. Also übe ich mich gegenüber unseren lokalen Mitarbeitern in unermüdlicher Freundlichkeit, täglichen Ermunterungen und positiver Unterstützung
und vor allem in Geduld, auch in Notfallsituationen: wie
Wasser, das Steine sanft umspült.

Auch jetzt noch, drei Monate nach der Flutkatastrophe,
kommen viele Patienten, um ihre chronisch entzündeten
Wunden versorgen zu lassen. Sie heilen nicht ab, im Gegenteil. Ein älterer Mann zeigt mir seine schwer entzün-
dete und völlig entstellte Hand. Sie sieht aus, als wäre sie
auf die doppelte Größe aufgeblasen worden, eine dramatische Infektion! Die Ursache war eine kleine Wunde am
Zeigefinger, hervorgerufen durch einen Holzsplitter, den er
sich während der Flutwelle eingefangen hatte. Er hat zu
lange abgewartet, dadurch konnte sich die Verletzung so
deutlich verschlimmern. Eigentlich müssten wir die Hand
gleich amputieren, aber das lehnt der Mann wiederholt ab,
schließlich sei er Schneider und benötige beide Hände.
Also verarzten wir die Wunde und geben ihm Antibiotika
mit in dem Wissen, dass sich eine so schwere Entzündung
zur Sepsis ausweiten und tödlich enden kann. Mehr als
eine dringliche Behandlung nahelegen kann ich nicht,
schon gar nicht ihn zwingen, er ist ein freier Mann.

Des Weiteren behandle ich in der Notaufnahme und später auf der Intensivstation Patienten mit Myokardinfarkten, Asthmaanfällen, Diabetes-Komplikationen, Schlaganfällen und schweren Kopfverletzungen. Das Problem: Mit ein paar Tabletten lässt sich kein akuter Herzinfarkt therapieren – und auch kaum einer der anderen Notfälle.

Die Versorgungslage im Katastrophengebiet bleibt weiter angespannt. Trotz allem nach individuellen Lösungen zu suchen, wie etwa beim Bürgermeister, motiviert mich täglich weiterzumachen.

Natürlich gibt es auch hier kuriose Fälle: In der Notaufnahme begegne ich einem alten Bauern. Er hatte auf seiner Farm ein Wildschwein aufgespürt und wollte es erlegen. Doch es kam anders. Zwischen den beiden entwickelte sich ein Kampf, in dessen Verlauf der Bauer schwer verwundet wurde. Als er ins Krankenhaus kommt, blutet er an Armen, Beinen und am Kopf – das Schwein aber ist längst entkommen. Nach der ersten Wundversorgung nehmen wir ihn stationär auf, und es dauert eine Weile, bis er wieder gehen und nach Hause entlassen werden kann. Ich verabschiede ihn mit der eindringlichen Bitte, das nächste Wildtier kampflos ziehen zu lassen.

Dies ist das erste Projekt, in dem wir nach einer Naturkatastrophe ein großes psychosoziales Programm starten. Dabei merken wir, dass die Menschen damit kaum etwas anfangen können, seelische Leiden hatten bisher keine Relevanz. Um die Bevölkerung dafür zu sensibilisieren, führen die MSF-Mitarbeiter auf den Markplätzen verschiedene Rollenspiele zu den Themen Angst- und Anpassungserkrankungen, posttraumatische Belastungsstörungen und Depression durch. Einige Zuschauer reagieren belustigt, andere erkennen sich oder Familienangehörige in den Rollen wieder.

Auch im Krankenhaus sehen wir viele seelisch traumatisierte Patienten mit psychosomatischen Beschwerden. Wenn die körperlichen Untersuchungsergebnisse unauffällig bleiben und der Beschwerdebeginn mit dem Tsunami korreliert, genügt meist die Frage nach erlittenen Verlusten, und tränenreiche Berichte geben Aufschluss. Auch wenn sich diese Menschen emotionale Regungen eigentlich strikt versagen.

Eine Mutter beispielsweise klagt über Herzschmerzen, aber das EKG und andere Untersuchungsergebnisse zeigen keine Auffälligkeiten. Auf mein Nachfragen erzählt sie, wie sie alle fünf Kinder an die Fluten verlor.

Übereinstimmend berichten mir mehrere Patienten, wie Familien ihre bisher lebensrettende Reaktion auf Erdbeben zum Verhängnis wurde: Entlang der Westküste verlief nahe am Meer eine Straße, und jedes Mal, wenn ein Erdbeben die Bewohner aus ihren Häusern trieb, versammelten sie sich dort – das war der sicherste Ort. So auch diesmal, gegen 8 Uhr am 26. Dezember 2004. Als das Meer dann, einem mächtigen Sog folgend, viele hundert Meter zurückwich, sahen sie, wie unzählige Fische am Strand liegen blieben. Jetzt rannten die Kinder freudig diesem leichten Fang entgegen, nie zuvor ließen sich so viele Fische einfach einsammeln. Aber sie alle wurden von der daraufhin heranrasenden Riesenwelle erfasst, und keines kehrte lebend zurück. Für die 30 Meter hohe Flutwelle gibt es in diesem Küstenabschnitt wenige direkte Augenzeugen. Es heißt, kaum einer, der sie leibhaftig sah, konnte ihr entkommen.

Doch nicht nur den Patienten müssen wir unsere Aufmerksamkeit widmen, sondern auch den anderen Überlebenden, ihnen ist ja Ähnliches widerfahren. Daran erinnert mich Zulfinar, eine unserer Übersetzerinnen in Sigli, als sie mir ihre Familiengeschichte erzählt. Sie studiert im Süden des Landes und telefonierte mit ihrer Familie in Banda Aceh, bis plötzlich alle Telefonleitungen zusammenbrachen. Später erfuhr sie, wie ihre Eltern und beiden Brüder ungläubig die unzähligen Menschen die Straßen vom Meer heraufrennen sahen, auf der Flucht vor der tödlichen Tsunami-Welle. Die Familie entschied sich blitzschnell, den Fliehenden zu folgen, ihr Vater kehrte aber noch einmal zurück, um das Auto zu holen. Später findet ihn die Tochter, eingeklemmt hinter dem Steuer, ertrunken. Das Haus hat die Familie bis zum jetzigen Zeitpunkt nicht wieder beziehen können, weil es keinen gibt, der die fremden, vom Meer eingeschwemmten Leichen daraus entfernt.

Wenn ich erlebe, mit welcher Konzentration und welch freudigem Elan Zulfinar für uns übersetzt, kann ich kaum glauben, welch großen Verlust sie eben erst erlitten hat. Ihre Betroffenheit ist ihr nicht anzumerken. Das Gleiche gilt für zwei weitere Mitarbeiter.

Sabaruddin ist ein ruhiger und besonnener Mann mit leiser Stimme, der Lehramt studiert und ebenfalls für uns übersetzt. Er saß in Banda Aceh in einem Café beim Frühstück, als die Erdstöße einsetzten. Wie alle anderen lief er auf die Straße und folgte der flüchtenden Masse. Als die Welle ihn erfasste, versuchte er erst, sich an einer Veranda festzuklammern. Als diese zerbrach und er weggespült wurde, fand er als Nächstes Halt an einem Türrahmen. Doch auch von dort rissen ihn die Fluten weg, er wurde durch ein Haus geschleudert und konnte sich schließlich – wie durch ein Wunder – an einer Wand hochziehen und auf dem Dach des Hauses Sicherheit finden. Dort harrte Sabaruddin aus, darauf hoffend, Wände und Dach würden standhalten. Als das Wasser Stunden später zurückging, watete er durch den Schlamm und über Menschenleiber hinweg und gelangte zu jener berühmt gewordenen Moschee, die als einziges Gebäude inmitten der Zerstörung stehen blieb und Hunderten Überlebenden Zuflucht bot. Umgeben waren sie auch hier in der Mehrzahl von Toten. Als Sabaruddin Tage später sein Zuhause aufsuchen wollte, war das gesamte Gebäude verschwunden. Seine beiden Geschwister, die dort mit ihm gelebt hatten, sah er nie wieder.

Wie Zulfinar und Sabaruddin hat auch der 36-jährige Mohamed, der unsere Logistiker unterstützt, fast alles verloren. Er ist dankbar über mein Gesprächsangebot. Seine Trauer über ein Leben, dessen Glück abrupt endete, wird in seinen Worten erlebbar. Mohamed war lange zur See gefahren und hatte viel von der Welt gesehen, ehe er sich entschied, heimzukehren, eine Frau zu finden, mit ihr eine Familie zu gründen und ein Haus zu bauen. All dies erfüllte sich, ihm und seiner Frau wurden erst ein Sohn und dann eine Tochter geschenkt.

Auch er war an dem Dezembermorgen schon früh unterwegs gewesen, als er in sein Fischerdorf zurückkehrte, wo Mohamed den »lautesten Knall des Meeres« vernahm. Weiter erinnert er sich: »Etwa fünf Minuten nachdem das Wasser zurückgewichen war, kehrte es mit größter Geschwindigkeit zurück, und meine Frau weinte und schrie: ›Laauuuf!‹« Mit seiner Familie rannte er landeinwärts und doch wurden sie von der Flutwelle eingeholt und erfasst. Die kleine Tochter verloren sie: »Ich konnte nichts tun, die Welle war groß und stark wie ein Riese.« Mit letzter Kraft gelang es ihm, seinen Sohn und seine Frau auf eine vorbeischwimmende Planke zu retten. Sie reagierte merkwürdig verlangsamt, und als sie später von einem Fischerboot aufgenommen wurden, war sie tot. Erstickt an zu viel Meerwasser in ihren Lungen. Mohamed stockt: »Als ich realisierte, dass meine Frau tot war, war mein Herz zerstört. Sie war so anders als alle anderen.« Die Tochter fand er am folgenden Morgen leblos nahe jener Stelle wieder, wo die Wassermassen sie alle weggerissen hatten. Sie war noch so klein und konnte nicht schwimmen.

Was Zulfinar, Sabaruddin und Mohamed verbindet, ist nicht nur ihre Leidensgeschichte. An jedem Tag, den wir zusammenarbeiten, beeindruckt mich ihr Einsatz für die Hilfsbedürftigen. Ihnen scheint die Konzentration auf die Bedürfnisse der Patienten gutzutun.

Und zu tun gibt es viel. Neben unserem Projekt im Sigli-Hospital versorgt MSF 56 Vertriebenenlager entlang der Ostküste mit Zelten, Frischwasser und allem Notwendigen. In mobilen Krankenstationen leisten wir medizinische Hilfe, und Psychologen kümmern sich um traumatisierte Opfer. Demnächst werden wir in einem Nachbarort ein weiteres kleines Krankenhaus eröffnen, wobei wir eng mit der lokalen Gesundheitsbehörde zusammenarbeiten. Hoffentlich haben wir dort stärkeren Einfluss auf die medizinische Qualität. Erstmalig in der Geschichte der Organisation ist MSF in den Bau von Fischerbooten involviert. Da die Hälfte aller Boote zerstört wurde, entfiel die Lebensgrundlage der Fischer, so entschied MSF sich kurzfristig zu diesem vorübergehenden Schritt der Notlinderung. Wir unterstützen die kleinen Werften am Strand, über 70 Fischerboote sind bisher gezimmert worden, die ersten wurden bereits den dankbaren Empfängern übergeben und zu Wasser gelassen.

Am 28. März, ein Sonntag, unser einziger arbeitsfreier Tag, schlafe ich aus. Dann fahre ich ans Meer, um zu baden. Mit zunächst skeptischen Schritten gehe ich über den schlammigen Strand ins bräunliche Wasser, zu offensichtlich sind hier an der Küste und im Meer die Folgen des Tsunami. Gesteigert wird mein mulmiges Gefühl durch den Blick zum Horizont und auf die Wellenbewegungen weit draußen. Aber es erweist sich als unbegründet. Keine Wand aus Wasser baut sich da auf. Hingegen hat es wenig Sinn, dem Meer etwas Erfrischung abtrotzen zu wollen, das Wasser ist einfach zu warm.

Abends bricht dann ein Tropengewitter herein. Beeindruckende Blitze erhellen die Finsternis, und ihnen folgt ein ohrenbetäubendes Dröhnen. Und ich frage mich, ob diese nächtlichen Erschütterungen nur Entladungen des Himmels sind oder auf bedrohliche Plattenbewegungen tief unter der Erde zurückgehen.

Meine Hoffnung der letzten Wochen, dass die Menschen hier von weiteren Katastrophen verschont bleiben, endet jäh kurz vor Mitternacht. Fast exakt drei Monate nach dem Desaster wird aus der Frage, woher die neuerlichen Erschütterungen kommen, Gewissheit. Als hätte es der Erinnerung bedurft, dass Naturkatastrophen sich auch an gleicher Stelle wiederholen können, dass sie keiner Moral folgen und keiner nachvollziehbaren Gerechtigkeit, bringt ein erneutes heftiges Erdbeben der Stärke 8,7 die Region ins Wanken. Ich bin gerade auf dem Weg ins Bett, als sich um 23:10 plötzlich der Boden unter meinen Füßen bewegt und die Wände mächtig schwanken. Ich eile mit den anderen nach draußen. Jetzt wackelt das ganze Haus, die Gartenmauern und Bäume neigen sich unnatürlich wie in einem surrealen Film. Folgt auf dieses Beben ebenfalls ein Tsunami? Wo können wir Sicherheit finden?

Die ganze Stadt ist blitzartig erwacht. Menschen, von Panik ergriffen, rennen und fahren Richtung Landesinnere. Wir bleiben in der Nähe unseres Hauses, und nach einigen Stunden ist klar, dass eine weitere Flutwelle ausbleibt. Wir haben Glück gehabt, die Schäden sind diesmal überschaubar.

Dennoch sind alle Flüge aus Aceh ausgebucht, für viele ist diese Wiederholung eindeutig zu viel. Ein paar Tage später besteige auch ich ein Flugzeug Richtung Berlin. Aber nicht aus Panik, sondern weil meine Projektmitarbeit endet. Die erzielten Fortschritte im Sigli-Hospital stimmen mich zuversichtlich, immerhin konnte ich einen kleinen Beitrag leisten.

Meine Erfahrungen in diesem Einsatz und die Begegnungen, vor allem die Gespräche mit Zulfinar, Mohamed und Sabaruddin, ermutigen mich, als humanitärer Helfer weiterzumachen – die Idee selbst wurde mir zum dauerhaften Motiv. Wir Menschen, die Ähnliches erleben, können uns zusammenschließen und gemeinsam mehr bewegen. Eine Organisation als solche fühlt hingegen nicht und kann nur unterstützen, effektiv Ressourcen mobilisieren und diese den leidenden Menschen zukommen lassen. Humanitäres Handeln wie hier in Aceh heißt auch, Entscheidungen zu fällen und tätig zu werden, ohne alle notwendigen Mittel, Mitarbeiter und Informationen zur Verfügung zu haben, weil eine akute Notsituation schnelles Agieren verlangt. Humanitäre Hilfe führt daher zu einem ständigen Dilemma, bedeutet, permanent Kompromisse einzugehen, weil schlichtweg die Zeit fehlt oder der Bedarf zu groß ist, nicht umfassend gedeckt werden kann. Manchmal geht es dabei auch darum, Wege zu betreten, die sich noch nicht abzeichnen. Trotz Ungewissheit den ersten Schritt zu machen, darin hat mich dieser Einsatz bestärkt.

Dass es gut ist, Wege zu beschreiten, die erst im Rückblick als solche erkennbar werden, zeigt sich ein Jahr später, als mich im Januar 2006 ein Projektbesuch erneut nach Sumatra führt. Das Ausmaß der Naturkatastrophe ist noch immer erschreckend sichtbar, nach wie vor leben viele Acehlesen in Notunterkünften. Und doch ist auch einiges anders als vor zwölf Monaten. So ist Zulfinar endgültig in ihre Heimat zurückgekehrt und hat durch ihre Arbeit für MSF eine Zukunftsperspektive. Und in politischer Hinsicht ist ein kleines Wunder geschehen. Seit August 2005 gibt es einen Friedensvertrag zwischen der Regierung und der Unabhängigkeitsbewegung GAM in Aceh. Der Tsunami und die damit verbundene weltweite Aufmerksamkeit haben beide Konfliktparteien zusammengeführt. Welch glückliche Wendung, ein Sonderfall, dass eine Naturkatastrophe hilft, einen politischen Konflikt zu lösen. Unter diesen günstigen Vorzeichen schreitet auch der Wiederaufbau voran.

Auch wenn die Menschen unmittelbar nach dem Tsunami mit kaum vorstellbarer Tapferkeit und Zuversicht weitermachten, so sehe ich jetzt im Abstand eines Jahres, wie der Schock und die Traurigkeit aus ihren Gesichtern gewichen sind, wie sie wieder lachen. So finden sie langsam einen Weg, mit dem Verlust ihrer Familienmitglieder umzugehen, und über die Trauer neue Wege zurück ins Leben.

Über Hoffnung, trotz allem

Wenn dies die beste aller möglichen Welten ist,
wie sind dann bloß die anderen?

VOLTAIRE

UGANDA, 2005

Mit dem Einbruch der Dunkelheit schwärmen sie heran:
Als folgten sie einem lautlosen Ruf, strömen die Kinder der
umliegenden Dörfer in die Stadt Gulu in Uganda. Erst sind
es Dutzende, dann Hunderte, schließlich Tausende. Eine
große, flüsternde Zwergen-Karawane auf der Suche nach
Sicherheit für die nächste Nacht. Wie von unsichtbarer
Hand dirigiert, kommen sie zusammen, die Kleinsten können soeben laufen, fast alle sind barfuß, ihre Körper nur
spärlich bedeckt mit verschlissener Kleidung. Zum Schlafen haben sie nichts dabei, keine schützende Unterlage oder
Zudecke, sie suchen nur ein Dach über dem Kopf für die
Nacht, wie löchrig auch immer, um nicht allein sein zu müssen. Und so drängen sich Jungen und Mädchen für einen
provisorischen Schlafplatz vor den Restaurants, Bars, Werk-

stätten oder Schulen aneinander. Dort liegen sie dann dicht an dicht, mit großen Augen schauen sie in die Nacht und erzählen sich Geschichten, bevor sie in den Schlaf fallen und Ruhe einkehrt über der Stadt. Die Einwohner Gulus nennen die minderjährigen Gäste »Schlafwandler«, und auch wenn einige sie als Plage erleben, so dulden sie sie doch. Denn sie wissen, was den Kindern droht, würden sie bei ihnen keine Zuflucht finden.

Es ist April 2005, als ich von dieser allabendlichen Wanderung zum ersten Mal persönlich erfahre. Nach einem Nachtdienst in Berlin und einem langen Flug war ich kurz zuvor in Kampala gelandet. Ich bleibe nur eine gute Woche in dem ostafrikanischen Land, um mir einen Überblick zu verschaffen und um mich in der Hauptstadt mit einer Auswahl von 50 nationalen und internationalen MSF-Mitarbeitern über die dringendsten humanitären Handlungsfelder zu beraten. Da ist zum einen die Behandlung von HIV beziehungsweise AIDS, zum anderen die durch den Bürgerkrieg bedingte Krise im Norden.

Uganda ist berühmt. Berühmt wegen seiner Gorillas im Nebel, seiner freundlichen Menschen, aufgrund des wirtschaftlichen Aufschwungs und auch wegen seiner erfolgreichen Aidspolitik. Keine andere afrikanische Regierung hat ähnlich frühzeitig begonnen, die Immunschwächekrankheit so energisch und offen zu bekämpfen. Nach offiziellen Angaben ist die HIV-Prävalenz von 30 Prozent in den 1990er Jahren auf heute unter zehn Prozent gesunken. Hingegen ist Uganda mit 100 000 Aidstoten jährlich und einer Millionen Infizierten eines der weltweit am stärksten betroffenen Länder: Zwei Millionen Kinder wurden zu Waisen, die Lebenserwartung fiel auf 45 Jahre, und das Durchschnittsalter ist mit 15 Jahren sehr niedrig. Unter den 15- bis 49-Jährigen ist AIDS die häufigste Todesursache.

In Uganda behandeln wir derzeit über 6000 Aidspatienten. Als eine der ersten Organisationen führte MSF hier die antiretrovirale Therapie (ARV) ein. Über 2000 Patienten erhalten nun die lebensrettenden Medikamente, monatlich kommen über 100 Kranke dazu. Das ist natürlich nur ein Anfang und angesichts der enormen Verbreitung von AIDS nicht viel. Aber wir haben damit beweisen können, dass die komplexe ARV-Therapie auch in entwicklungsbedürftigen und strukturschwachen Ländern durchführbar ist, was beispielhaft sein kann für andere Organisationen und das Gesundheitsministerium, weitere Therapieprogramme aufzulegen, um die Bedürftigsten unter den Patienten zu retten.

Während der Süden Ugandas wirtschaftlich floriert und die Erfolge in der Aidsbekämpfung internationales Lob erfahren, geht es dem Norden umso schlechter.

Auf dem Weg dorthin anlässlich eines Projektbesuchs in den Vertriebenendörfern fällt der enorme Unterschied zwischen den beiden Landesteilen sofort ins Auge. Unmittelbar nachdem wir den Weißen Nil, einen großen Strom, überquert haben, gibt es kaum noch geteerte Straßen, die Dörfer sind verlassen, die Felder verwüstet. Im Distrikt Lira nördlich dieser Demarkationslinie leben 66 Prozent der Bevölkerung unterhalb der absoluten Armutsgrenze.

Sie werden noch von einem anderen Problem beherrscht, von dem viele sagen, dass es in seinem Ausmaß die Aidsepidemie übertrifft: Tod und Vertreibung durch den Rebellenführer Joseph Kony und seine Lord's Resistance Army (LRA, »Widerstandsarmee des Herrn«).

Seit etwa 1987 tyrannisieren sie das Volk, um in Uganda ein christlich-theokratisches Herrschaftssystem durchzusetzen. Ziel ist, die Regierung des Landes zu stürzen und eine neue, auf den Zehn Geboten der Bibel basierende Verfassung zu etablieren, wobei einige Gebote offensichtlich unberücksichtigt bleiben. Was an dieser Gewaltausübung christlich sein soll, kann sich wohl keinem Christen erschließen.

Schätzungen zufolge wurden bisher über 100 000 Menschen von Kony und der »Widerstandsarmee des Herrn« getötet. Die Bevölkerung hat aus Angst vor weiteren Übergriffen ihre Dörfer verlassen, 1,6 Millionen Binnenflüchtlinge sind in überfüllten Flüchtlingslagern untergekommen, was 90 Prozent der Menschen entspricht, die in der Region leben. Außerdem ist die medizinische Infrastruktur kollabiert, es grassieren Alkoholismus, Gewalt und Epidemien. MSF hat zu Beginn des Konfliktes die medizinische Versorgung, aber auch die psychologische Betreuung der Bewohner vieler dieser Lager übernommen und Ernährungszentren für Hunderte Kinder eingerichtet. Mangelernährung ist ein ernstes Problem, seit der Boden von den verängstigten Bauern nicht mehr bestellt wird und die meisten Felder brachliegen, obwohl der Staat auf die Einkünfte aus der Landwirtschaft angewiesen ist. Damit ist Uganda als eines der fruchtbarsten Länder Afrikas außerstande, sich selbst zu ernähren.

Die eigentliche Tragödie ist aber eine ganz andere: Konys Armee besteht fast ausschließlich aus zwangsrekrutierten Kindersoldaten. Im Laufe des Konfliktes sind mindestens 30 000 Kinder zwischen fünf und 17 Jahren entführt worden. Sie werden zum Morden gezwungen, angefangen bei ihren Eltern oder Geschwistern. So müssen sie selbst die Verbindung zu ihrer Familie für immer zerstören. Und nicht nur die familiäre Bindung: Eine Rückkehr in ihren Heimatort ist damit meist unmöglich, die grausame Tat lässt sich kaum wiedergutmachen. Die entführten Mädchen werden wie die Jungen zu Soldaten gedrillt und bereits mit zwölf Jahren einem LRA-Kommandeur zur Frau gegeben. Der ugandischen Regierung und ihrer Armee ist es in all den Jahren nicht gelungen, diese existenzbedrohenden Verbrechen zu stoppen.

Hier werden die Grenzen zwischen Opfern und Tätern verwischt. Das Tragische an diesem humanitären Desaster hat am besten ein hochrangiger UNO-Botschafter zusammengefasst: »Das ist kein normaler Guerilla-Krieg zwischen Rebellen und einer Regierung. Das ist ein Krieg von, mit und gegen Kinder.«

Deshalb ziehen die in ihren Familien verbliebenen Jungen und Mädchen allabendlich, wenn die Gefahr besonders zunimmt, durch Konys Truppen entführt zu werden, von ihren Dörfern in Orte wie Gulu, um dort zumindest etwas Schutz zu finden. Am frühen Morgen strömen sie dann aus den Städten hinaus, wandern stundenlang zurück in ihre Dörfer, besuchen die Schule oder arbeiten im Haus, bevor sie sich mit der Abenddämmerung abermals auf den Weg machen, zurück in die Stadt. Ihre Eltern schicken sie los. Sie wissen, dass dies die einzige Möglichkeit ist, ihre Kinder vor den raubenden und plündernden Rebellen in Sicherheit zu bringen.

Zehn Berliner Krankenhausarbeitstage lagen zwischen meiner Rückkehr aus Aceh und meiner Ankunft in Uganda, in dieser so anderen humanitären Katastrophe. Mir ist, als hätte mich jenes gewaltige Erdbeben elektrisiert, das mit der Energie von sieben Millionen Hiroshimabomben in tosender Geschwindigkeit den Meeresboden durchpflügt und 30 Kubikkilometer Wasser in Form von Tsunami-Wellen über die Ozeane gejagt hat. Als würde mich dies alles persönlich motivieren. Seither gehen meine Aktivitäten ununterbrochen weiter. So auch hier in Uganda.

Zwar sind die Krisen in ihrem enormen Ausmaß aufgrund der unzulänglichen Gesundheitssysteme, des Leids der Zivilbevölkerung und der Armut in beiden Ländern vergleichbar, die Gegensätze der beiden Kontexte sind umso eklatanter: in Asien die größte Naturkatastrophe seit Generationen, hier eines der ernsthaftesten humanitären Desaster; in Indonesien ein akuter und in Uganda ein chronischer Notstand; und schließlich: fast pausenlose, größtmögliche internationale Aufmerksamkeit für das Tsunami-Gebiet, während der ostafrikanische Konflikt von der Öffentlichkeit praktisch ignoriert wird. Dabei sind hier wie dort über 1,5 Millionen Menschen direkt und profund von der Not betroffen.

Neben den von uns medizinisch betreuten Vertriebenendörfern im Norden besuche ich auch eines der wenigen Rehabilitation Center in der Nähe von Lira. Dort wird versucht, 85 freigekommene ehemalige Kindersoldaten aufzufangen und sie zu resozialisieren.

Nach meiner Ankunft werde ich in eines der einfachen eingeschossigen und wegen der tropischen Hitze halboffenen Unterrichtsgebäude gebracht. Freudig mit Gesang empfangen werde ich dort von den Kindern, die für einige Monate hier leben. Sie sind dankbar für die Aufmerksamkeit und Abwechslung, die dieser Besuch bedeutet. Anschließend stellen sie mir viele Fragen. Es sind neugierige, wissenshungrige junge Menschen, die vorher keine Schule besuchen durften. Doch vor allem bin ich hier, um den Jugendlichen zuzuhören. Dafür kann ich ein Büro nutzen, um mit Einzelnen in Ruhe zu reden. Denn trotz der heiteren Stimmung und dem herzlichen Empfang ist allen Anwesenden klar, dass das, was diese Jugendlichen berichten können von ihrem kurzen wie dramatischen Leben, von dem grausamen Schicksal, das sie alle erlitten haben, nicht zum Heldenepos taugt – ausnahmslos keine ihrer Geschichten klingt gut.

Als Ersten lerne ich Joseph kennen. Ich schätze ihn auf knapp zwanzig, er ist schon länger hier, wie er erzählt, und benötigt zum Gehen eine Krücke. Mit elf Jahren wurde Joseph auf dem Schulweg von LRA-Rebellen zwangsrekrutiert und geschlagen, später dann in einem südsudanesischen Lager des Rebellenführers Kony zum Kämpfer ausgebildet und festgehalten. Unerträglich während dieser endlosen Zeit seien der ständige Hunger und das sinnlose

Töten von Menschen gewesen. Unzählige habe er umbringen müssen, über acht lange Jahre. An Flucht war nicht zu denken. Joseph hält kurz inne, dann lächelt er, als er beschreibt, wie ugandische Soldaten ihn angeschossen und am Bein schwer verwundet haben. Das schenkte ihm paradoxerweise die Freiheit. Unter großen Schmerzen und mit letzter Kraft kriecht er zur nächsten Straße, wo ihn zwei Bauern entdecken. Sie bringen ihn in ein Krankenhaus, um sein Bein zu versorgen. Das ist seine Rettung.

Nancy, eine schlanke junge Frau, war noch ein kleines Mädchen, als die Rebellen nachts durch ihr Dorf ziehen und sie zusammen mit 40 anderen Kinder mitnehmen, versklaven für einen Krieg, der jetzt schon fast zwei Jahrzehnte währt und noch immer keinen Sinn ergibt. Nancy wird ebenfalls als Soldatin ausgebildet und gezwungen, zu plündern, Hütten in Brand zu stecken und ihr eigenes Volk qualvoll zu töten. Auf meine Frage, wie viele es denn gewesen seien, schweigt sie lange. »Viele«, sagt sie, mehr nicht. Das Schlimmste seien die Märsche gewesen mit den schweren Waffen im Gepäck und dass sie unschuldige Zivilisten foltern musste. Während sie erzählt, schweift ihr Blick in die Ferne, ihr Augenausdruck verrät Traurigkeit, und einsilbig, mit monotoner Stimme schildert sie ihr junges Leben, über das »nichts Positives« zu berichten sei. Zu flüchten habe sie nie gewagt, zu oft hätte sie mit angesehen, wie die Versuche anderer mit Folter und Tod bestraft wurden. Ihr größter Wunsch in all diesen Jahren sei es gewesen, befreit zu werden: »Dafür habe ich täglich gebetet«, fährt sie mit Tränen in den Augen fort.

Irgendwann während unseres Gesprächs wird ihr Sohn durch eine Helferin hereingebracht: Er hat Durst. Sie nimmt den Säugling an die Brust. Sechs Tage vor ihrer Freilassung wurde er geboren und ist jetzt sechs Wochen alt. Sie wollte die Schwangerschaft nicht, weil auch das eine Todesbedrohung darstellt. Der Kommandeur, dem sie vor vier Jahren gezwungenermaßen zur Frau gegeben wurde, schlug, misshandelte und vergewaltigte sie. Wegen der Schwangerschaft wurde sie von ihrem Peiniger verstoßen, den sie nie wiedersehen will. »Ich liebe meinen Sohn«, sagt sie. »Er ist alles, was ich habe.« Nancy ist jetzt 17 Jahre alt und Vollwaise. Auch ihre Geschwister sind tot.

Nancy und Joseph plagen Albträume, die grausamen Erinnerungen kehren immer wieder zurück, die Tötungen lassen sie nicht los. Und auch nicht die Angst, vielleicht wieder entführt zu werden. Wenn sie der LRA erneut in die Hände fielen, würden sie aufgrund ihrer Flucht sofort umgebracht. Ihr Leben bleibt unsicher. Und ein Grundvertrauen, wie es so wichtig ist für heranwachsende Kinder, konnten sie nie entwickeln.

Ich höre ihnen zu und versuche, das Unglaubliche zu verstehen. Das ist das Mindeste, was ich hier tun kann. Gehört und verstanden zu werden von einem Fremden, der weit hergereist ist und Interesse an ihrem Leben und an ihren Bedürfnissen zeigt, kennen sie nicht, das haben sie nie erfahren. Ihrer Kindheit beraubt, leiden sie an dem Verlust ihrer Eltern und ihrer Heimat und sehnen sich nach Geborgenheit und einer greifbaren Zukunftsperspektive.

Mir werden in diesem Moment wieder einmal meine vielen Privilegien bewusst und die für mich daraus folgende Verantwortung: die eigenen Fähigkeiten in den Dienst derer zu stellen, die unsere Hilfe brauchen. Auf meine Frage, was Joseph jetzt vorhabe mit seinem Leben, erzählt er, dass er zunächst gesund werden und lernen wolle, ohne Gehstützen zu laufen. Dann möchte er eine Schule und Universität besuchen, um Arzt zu werden. Zu oft habe er schwere Verwundungen gesehen und wie die Menschen daran litten. Jenen wolle er einmal helfen können. Sein Wunsch klingt wie ein schöner Traum, der unter den gegebenen Bedingungen wohl leider kaum zu realisieren ist. Denn was hat er bisher gelernt, außer zu kämpfen und zu überleben? Und doch spricht aus ihm der unbedingte Wille, etwas von dem Leid wiedergutzumachen, das er gezwungen war, anderen zuzufügen.

Auch Nancy erhofft sich nichts sehnlicher, als ein normales Leben zu führen. Ihr größtes Ziel ist es, die versäumten Schuljahre nachholen zu können und Schneiderin zu werden. Aber eine Lehrstelle zu finden, die ein Auskommen für sich und ihren Sohn ermöglicht, ist inmitten des Konfliktes eine echte Herausforderung.

Im Austausch mit der MSF-Psychologin Olga, die Einzel- und Gruppensitzungen mit verschleppten Kindern in der Gegend um Lira anbietet, erfahre ich mehr über die Zukunftschancen befreiter Kindersoldaten. Sie wirkt besorgt, aber nicht hoffnungslos. Einer Region, die so beherrscht wird durch bittere Armut und Angst, fehlen die Ressourcen, um die Rückkehrer angemessen zu integrieren, sagt sie. Die traditionellen Sozialstrukturen hätten sich in diesem chronischen Konflikt weitgehend aufgelöst. Und doch existiere vielerorts noch eine Kultur der Vergebung und Versöhnung, die den Dorfgemeinden dabei helfe, die entführten Kinder wieder aufzunehmen. Auch der internationalen Gemeinschaft komme dabei eine wichtige Rolle zu. An ihr liege es, Konflikte wie den in Uganda vor dem Vergessen zu bewahren und sich nicht nur von kurzen medialen Aufmerksamkeitsspannen leiten zu lassen.

Nancy und Joseph wissen, worum es für sie geht. Sie wissen beide, dass ihnen nach einer furchtbaren nun eine schwere Zeit bevorsteht. Und sie hoffen, dass die beste aller möglichen Welten noch vor ihnen liegt.

Denn das hat ihnen ihre Befreiung wiedergegeben: Hoffnung. Diese Hoffnung, trotz allem, und ihr Überlebenswille tragen sie weiter.

Reden hilft – und Schweigen kann töten

Alle Worte vergaßest du und auch den Gegenstand;
Und reichtest deinem Feind über Rosen und Nesseln die Hand.

NELLY SACHS

GAZA, 2005

Die zwölfjährige Khulud hat den Gazastreifen noch nie verlassen und wird es ohne die Eltern auch weiterhin nicht können. Ihre Mutter starb gleich nach ihrer Geburt an Krebs, der Vater wurde während der zweiten Intifada getötet. Khulud ist das jüngste von sieben Geschwistern und hat seit zwei Jahren kein Wort gesprochen. Warum, das weiß auch ihre Großmutter nicht, die sich um die Erziehung ihrer Enkelkinder kümmern muss und selbst so krank ist, dass sie mehr Hilfe benötigt, als sie geben kann. Die Familie lebt am Stadtrand von Khan Yunis im Süden des Gazastreifens, dort, wo zum jetzigen Zeitpunkt die Grenze zu den israelischen Siedlungen verläuft.

Den Konflikt zwischen Israelis und Palästinensern verfolge ich mit großem Interesse, seit ich politisch denken kann, und ich glaubte, ihn einigermaßen verstanden zu haben. Doch wie sehr habe ich mich getäuscht. Denn aus der Distanz lassen sich bestenfalls die Grundzüge der politischen Prozesse nachvollziehen, die eigentlichen Dimensionen erschließen sich erst im Kontakt mit den betroffenen Menschen und im unmittelbaren Austausch mit Israelis und Palästinensern. Ich stelle für mich fest, dass nur im Gespräch vor Ort die vielschichtigen Zusammenhänge dieser Krise zu erkennen und zu verstehen sind, und nicht aus der Ferne.

Ende Juli 2005 fuhr ich auf der Autobahn gen Süden, als mich ein Anruf von MSF aus Paris erreichte: Dringend werde ein erfahrener Mediziner mit Notarztkompetenz gesucht. Solch kurzfristigen Anfragen kann ich eigentlich nicht nachkommen, schließlich bin ich in Berlin festangestellt mit Dienstplänen, die Monate im Voraus feststehen. Nur diesmal war es anders. Angefragt wurde ich für einen Kurzeinsatz in Gaza während des Rückzugs der israelischen Siedler mit potentieller militärischer Eskalation und vielen verletzten Zivilisten. Dieser Herausforderung wollte ich mich stellen.

Wie aber sage ich es meinem Chef? Als ich ihn darauf ansprach, fragte er etwas gequält: »Gibt es denn in ganz Deutschland keinen anderen Arzt, müssen sie immer dich fragen?« Nun, MSF hatte bereits im weltweiten Mitarbeiternetzwerk der Organisation nachgefragt, die Suche war erfolglos geblieben. Schließlich konnte ich mich mit meinem

Chef einigen, auch mit den Kollegen auf der Station, und meinen geplanten Urlaub sagte ich ab.

Am 8. August in der Früh ging es über Paris und Tel Aviv zunächst nach Jerusalem, drei intensive Wochen standen mir bevor. Was aber motiviert mich für eine Projektmitarbeit in diesem Krisengebiet, auf einem Pulverfass, dessen Zündschnur bereits brennt und das jederzeit hochgehen kann? Selten fallen eine humanitäre Herausforderung und ein solch historisches Ereignis zusammen, wobei sich die Möglichkeit eröffnet, ganz nah bei den Menschen zu sein.

Von Jerusalem brachte mich ein MSF-Fahrer nach Erez. Der nördliche Grenzübergang ist der einzige Zugang in den Gazastreifen, den ich erst nach stundenlangen Kontrollen passieren kann. Es sind nur wenige Meter, eine hohe Mauer und Stacheldrahtzäune, welche die hochmoderne Industriegesellschaft Israel von dem verarmten Palästina trennen. Der Unterschied ist drastisch: Hier dominieren Eselkarren die staubigen Straßen, herumstehende Menschengruppen und unzählige Kinder zeugen von der hohen Bevölkerungsdichte ebenso wie die engbebauten Städte, in denen sie im Elend leben.

Als Notarztteam wollen wir während der Räumung der israelischen Siedlungen medizinische Akuthilfe leisten und die Verlegung von schwerverletzten Patienten in entsprechende Krankenhäuser organisieren. Denn es ist zu befürchten, dass es in dieser explosiven Situation zur Gewalteskalation kommt und das fragile palästinensische Gesundheitssystem zusammenbricht.

Zunächst verschaffen wir uns einen Überblick über die

vorhandene Versorgungsstruktur. Dafür besuche ich die Krankenhäuser im südlichen Gazastreifen und bespreche mich mit den zuständigen Kollegen: Welche Kapazitäten sind jeweils vorhanden und wie viele Notfallpatienten können sie gleichzeitig aufnehmen, sollte sich der Konflikt zuspitzen?

Unsere weitere Arbeit konzentriert sich auf die Notaufnahme des südlichsten Krankenhauses der Stadt Rafah, in unmittelbarer Nähe zur ägyptischen Grenze, wo die medizinische Infrastruktur am schwächsten ist. Hier beziehen wir ein Apartment mit unserem kleinen Team, bestehend aus einem Logistiker, einem Fahrer, einem Übersetzer und einem etwa 60-jährigen Traumachirurgen, den nichts aus der Ruhe bringt.

Der Klinikdirektor, so wurden wir gewarnt, sei ein leidenschaftlicher Arzt und glühender Palästinenser, der nie länger als fünf Minuten zuhören könne. Dann würden Unmut und Frust über die Situation aus ihm herausbrechen, gefolgt von regelmäßigen Hasstiraden gegen Israel, Juden und Amerika. Uns wurde nahegelegt, das Gespräch dann zu beenden. Also schnell verhandeln!

Kurz bevor wir unsere regelmäßige Zusammenarbeit mit der Klinik aufnehmen, erfahren wir von einem denkwürdigen Aufeinandertreffen: Ein leitender MSF-Mitarbeiter begegnete während eines Erkundungsprojektes dem Krankenhausdirektor, und auch hier kam es nach kurzem sachlichem Austausch zum Wutausbruch und zu den üblichen Beschimpfungen, woraufhin der MSF-Experte durchaus couragiert erwiderte: »Übrigens, ich bin Jude und komme aus New

York.« Und jetzt? Der Klinikleiter atmete kurz durch, lächelte und sagte: »Es gibt auch gute Juden, herzlich willkommen in Rafah!«

Dieses Beispiel zeigt, wie gesunder Pragmatismus über Ideologien siegen kann.

Meine Aufgabe in dieser Klinik ist es, zusammen mit den ortsansässigen Kollegen die eingelieferten Patienten in der Notaufnahme zu versorgen. Das ist erst einmal ungewohnt für mich, weil die meisten Frauen vollverschleiert sind. Aber schnell realisiere ich, dass es für das Anamnese-Gespräch reicht, nur die Augen zu sehen. Und die körperliche Untersuchung kann auch trotz der dünnen schwarzen Gewänder durchgeführt werden. Medizin in Gaza, so erkenne ich erleichtert, gelingt auch über große kulturelle Unterschiede hinweg.

Schwerverletzte Patienten verlegen wir in die entsprechend besser ausgestatteten Krankenhäuser weiter nördlich. Die Fahrten dorthin sind vor allem abenteuerlich: In einem kleinen Ambulanzfahrzeug, das keine relevanten Sicherungsmöglichkeiten wie Gurte für Patienten und Ärzte aufweist, rasen wir mit hoher Geschwindigkeit durch die verstopften Straßen. Schaute ich raus, würde ich angesichts des chaotischen Verkehrs um mein Leben fürchten – nur der konzentrierte Blick auf die Patienten hilft mir, die innere Ruhe zu bewahren.

Außerdem führen wir Hausbesuche bei chronisch erkrankten Familien durch, die nahe der Sicherheitsbarrieren leben, die wegen des bevorstehenden Siedlerrückzuges errichtet wurden und diese für mehrere Wochen von jeglicher medizinischen Hilfe abschneiden. Sie sind vor die Wahl gestellt worden, ihre Häuser für die Zeit entweder freizugeben oder sie nicht zu verlassen, bis der Rückzug abgeschlossen ist. Wir versorgen die Familien mit Erste-Hilfe-Paketen und speziellen Medikamenten und vereinbaren, sie regelmäßig aufzusuchen.

Einmmal treffen wir auf eine Familie, deren Großeltern an Diabetes leiden. Die beiden sind so schwach, dass sie das Haus nicht mehr aus eigener Kraft verlassen könnten. Auf dem Weg zu ihnen machen wir Bekanntschaft mit einem israelischen Panzer. Kurz vorher ist damit die Zufahrt zum Haus zerstört worden, und somit ist der direkte Zugang zur Familie versperrt. Mit unserer medizinischen Ausrüstung und einer weißen MSF-Fahne als Schutzzeichen machen wir uns also zu Fuß auf den Weg. Als wir gerade den Panzer passieren, startet die Besatzung den lauten Dieselmotor und bringt den angsteinflößenden Koloss gegen uns in Stellung. Mit dem Kanonenrohr folgen sie uns. Mir ist mulmig zumute, unser Leben liegt in den Händen der fremden Soldaten, die ich nicht sehen kann und deren Intentionen mir unbekannt bleiben. Wir gehen entschlossen weiter, und als wir das Haus erreichen, öffnet uns die verängstigte Familie einen Spaltbreit die Tür, und wir schlüpfen hinein. Sie ist dankbar für unseren Besuch. Ich untersuche die Alten, ihr Zustand ist stabil, und wir geben ihnen Medikamente, unsere Kontakttelefonnummer und versprechen, bald wiederzukommen. Dann nehmen wir Abschied und müssen auf dem gleichen Weg zurück. Als wir wieder im Auto sitzen, sind wir froh, den Hausbesuch unbeschadet überstanden zu haben.

Was mir neben der Armut auffällt, sind die vielen Kinder. Die meisten von ihnen leiden unter Schlafstörungen, Albträumen und Bettnässen und an Konzentrationsschwäche. Statt Lesen, Schreiben und Rechnen lernen die Kinder in Gaza, ein Dutzend Schuss- und Detonationsgeräusche voneinander zu unterscheiden. Diese begleiten sie Tag und Nacht und prägen ihr Leben stärker als alles andere. Pistolen- und Gewehrschüsse beziehungsweise Raketen- sowie Granatenbeschuss zu erkennen ist für ihr Überleben wichtiger als Schulwissen. Aber das zeigt auch, unter welcher Anspannung sie aufwachsen: Seit ihrer Geburt leben sie mit diesem Konflikt und kennen nichts anderes, wissen nicht, was eine unbeschwerte Kindheit in einem friedlichen Land ist. Und die damit einhergehenden Beeinträchtigungen und Einschränkungen setzen den Heranwachsenden stark zu.

Untersuchungen zeigen, dass etwa die Hälfte der Palästinenser zwischen fünf und 17 Jahren direkte militärische Gewalt erfährt, jeder Fünfte kein Zuhause mehr hat, weil es durch Panzerbeschuss zerstört wurde.

Dieser politisch-religiöse Konflikt im Nahen Osten zählt zu den ältesten und komplexesten überhaupt, zwei Völker stehen einander hasserfüllt und scheinbar unversöhnlich gegenüber. Palästinenser wie Israelis beanspruchen das Land, von dem sie behaupten, ihr jeweiliger Gott habe es ihnen versprochen, für sich allein, und notwendige Kompromisse für eine Zwei-Staaten-Lösung konnten bisher nicht gefunden werden. Das Verhältnis der Geburtenraten von Palästinensern und Israelis liegt bei 3:1, was die Angst vor dem Verlust jüdischer Identität schürt und in einen Wettlauf um das Lebensrecht auf dem heiligen Boden mündet, der hier aber so unfruchtbar ist, dass er die Menschen kaum ernährt.

Der Gazastreifen ist nur ein kleiner Flecken Wüste am östlichen Mittelmehr: Gerade einmal 45 Kilometer lang und 10 Kilometer breit, ist er mit 1,5 Millionen Einwohnern eines der am dichtesten besiedelten Gebiete weltweit, und manche behaupten, es sei auch das größte Freiluftgefängnis. Im Westen vom Meer, im Norden und Osten von Israel eingeschlossen, grenzt es im Süden an Ägypten. Alle Zugänge sind aber von israelischen Sicherheitskräften abgeriegelt und werden von diesen kontrolliert, den Luftraum und die Seewege als auch den Warenaustausch und die Wasser- wie Stromversorgung eingeschlossen. Verlassen darf den Gazastreifen seit vielen Wochen keiner mehr.

Über die Hälfte der Bewohner ist arbeitslos, übertroffen wird ihre Zahl von jenen, die unterhalb der Armutsgrenze leben. Internationale Hilfsgelder verhindern den vollständigen Kollaps der Wirtschaft.

Die Spuren des Konfliktes sind überall sichtbar; 28 000 Häuser sind seit Beginn der zweiten Intifada im Jahre 2000 schwer beschädigt oder zerstört worden, Straßen wurden unpassierbar, das Rollfeld des einzigen Flughafens durchpflügten Raketen. Etwa 4000 Palästinenser und 950 Israelis verloren seither ihr Leben. Dagegen ist es jetzt, im Sommer 2005, verhältnismäßig ruhig, aber keiner kann voraussagen, für wie lange.

Den bevorstehenden und in der Geschichte des Landes

bislang einmaligen Rückzug der israelischen Siedler bezeichnete das oberste Militär in Tel Aviv gar als die »bedeutendste nationale Mission, die es je zu erfüllen gab«. Manch anderer sagt, die Umsiedlung sei ein wichtiger erster Schritt zur Friedenslösung zwischen den verfeindeten Lagern. Andere wiederum glauben, der übervölkerte Wüstenabschnitt sei für Israel letztlich unregierbar und aufgrund der für die Sicherung der Siedlungen steigenden Kosten unrentabel geworden. Viele Palästinenser befürchten zudem, dass der Rückzug das letzte Zugeständnis des übermächtigen Nachbarn sei.

Mit der Räumung der 21 israelischen Siedlungen wird wie geplant am 17. August begonnen. Die Anspannung ist auf beiden Seiten groß. Die 8500 israelischen Bewohner, die 30 Prozent des Gaza-Territoriums okkupiert haben, verlassen, geschützt von über 50 000 Sicherheitskräften und Militär, nach 38 Jahren das besetzte Gebiet, glücklicherweise ohne ernste Zwischenfälle, die erwartete Katastrophe bleibt aus. Tagsüber erfahren wir vom Geschehen von palästinensischer Seite, abends schauen wir Nachrichten der BBC, auf CNN und von anderen Sendern, welche die Siedler begleiten. Die ganze Welt verfolgt mit Spannung diesen heiklen Prozess. Und die Unterschiede der Darstellungen sind beträchtlich, nur wenig stimmt darin überein, fast so, als würden zwei verschiedene Konflikte geschildert. In keinem anderen Krisengebiet ist es mir bisher so schwergefallen, meine Neutralität zu wahren. Kommunikation, ganz klar, wird von der Perspektive geprägt, welche Pressevertreter einnehmen, und das ist in diesen Tagen die der fortziehenden Siedler. Eine konfliktübergreifende Berichterstattung findet nicht statt.

Die gute Nachricht: Als Notarzt werde ich in diesem Projekt nach dem Rückzug nicht länger benötigt, und ich kann nun unser Psychologenteam unterstützen. Und die Kollegen haben viele medizinische Fragen. Während die medizinische Versorgung im Gazastreifen einigermaßen gewährleistet ist, gibt es für die seelisch traumatisierten Menschen kaum Hilfe, wobei die psychischen Folgen des fortdauernden Konflikts für die Betroffenen allein nicht mehr zu bewältigen sind. Ich habe eine Frau gesehen, die mit einer Fußfessel an einen Baum gekettet apathisch vor sich hinstarrte. Ihre Familie hatte angesichts fehlender Behandlungsmöglichkeiten keine andere Lösung gefunden, um sie am Weglaufen zu hindern.

Seit MSF 1989 im Gazastreifen aktiv wurde, kümmern sich Ärzte und Psychologen um die medizinische Erstversorgung, aber vor allem um die psychosoziale Behandlung der seelisch traumatisierten Palästinenser. Hier leistet die Organisation noch immer Pionierarbeit. Psychologen führen Hausbesuche, Einzel- und Gruppentherapien durch.

Eine im Januar 2005 vorgestellte Untersuchung des Forschungsinstituts Epicentre hat unter anderem ergeben, dass 82 Prozent der über 500 durch MSF psychologisch betreuten Patienten mehr als ein schweres seelisches Trauma erlitten haben. Ein Drittel wurde sogar vier- beziehungsweise mehrfach traumatisiert. Ausgelöst wurde das Trauma in

70 Prozent der Fälle durch das unmittelbare Erleben von Kampfhandlungen. Weitere Gründe sind direkt oder indirekt erlebte Gewalt und der Verlust eines nahen Familienangehörigen. Das sind die Ursachen. Die Folgen: Am häufigsten leiden die Patienten unter Angsterkrankungen, Depressionen, posttraumatischen Belastungsstörungen (PTSD) und Anpassungsschwierigkeiten.

Khulud lerne ich kennen, weil unsere Psychologen unsicher sind, ob ihr Schweigen organisch bedingt sein könnte. Das Mädchen lebt mit seiner Großmutter und den vielen Geschwistern auf engstem Raum in einer kleinen, kargen und spärlich eingerichteten Wohnung. Obwohl sich die Familie Mühe gibt, ihren Alltag zu bestreiten, sind Armut und Not überall sichtbar: Es fehlt an Kleidung und Essen, und die Großmutter ist mit all dem überfordert, zusätzlich trauert sie noch über den Verlust ihrer Tochter und ihres Schwiegersohns. Khulud verhält sich bei unserem ersten Treffen äußerlich unauffällig. Wie andere Kinder auch ist sie schüchtern, lässt sich aber bereitwillig untersuchen, wobei nichts darauf hindeutet, dass sie nicht sprechen kann. Wir vereinbaren im Team, uns noch stärker um sie zu bemühen und mehr Zeit mit ihr zu verbringen, etwa indem wir auch alltägliche Aufgaben wie Einkäufe zusammen verrichten. Das Mädchen reagiert positiv und scheint sich über diese Form der Zuwendung zu freuen.

Das Ausmaß der psychosozialen Not überwältigt mich trotz dieser kleinen Erfolge immer wieder. Nie zuvor ist mir eine solch hohe Anzahl traumatisierter Menschen auf so engem Raum begegnet wie in Gaza. Nie zuvor durfte ich aber auch erfahren, welche erlösende Wirkung ein Gespräch haben kann. Es gibt objektive Erhebungen, die das bestätigen. So ist der Epicentre-Studie ebenfalls zu entnehmen, dass nach durchschnittlich sechs Konsultationen 92 Prozent der behandelten Traumapatienten von einer deutlichen Besserung oder Heilung ihrer Beschwerden berichten.

Ein paar Blöcke von Khulud entfernt lebt der 17-jährige Achmet mit seiner Familie. Ihr Haus liegt direkt gegenüber den ehemaligen israelischen Siedlungen und somit an der Frontlinie des Konfliktgebietes. Der Familie scheint es gutzugehen, das Haus und der kleine Innenhof bieten ausreichend Platz für alle, und sie kümmern sich empathisch um die gegenseitigen Bedürfnisse.

Achmet ist sympathisch und von schlaksiger Statur. Er wirkt in seiner ausgewaschenen Jeans und mit T-Shirt wie ein normaler junger Mann. Seit zwei Jahren ist er verheiratet und hat noch immer keine Kinder, was für seine Familie und in seiner Kultur ungewöhnlich und ein Problem ist. Zumal sein jüngerer Bruder erst vor kurzem die jüngere Schwester seiner Frau geheiratet hat und diese bereits schwanger ist. Nachdem Achmet dreimal von israelischen Sicherheitskräften angeschossen und schwer verwundet wurde, ist alles anders geworden in seinem Leben: Er leidet unter chronischen Bauchschmerzen und Impotenz, musste die Schule abbrechen, hat somit keine Ausbildung und ist arbeitslos und von seinen Eltern abhängig. Das wäre vielleicht noch erträglich. Kaum umzugehen weiß sein Umfeld mit Achmets Wutausbrüchen, wenn er plötzlich sich selbst und alles um sich herum vergisst, Mobiliar zertrümmert und Familienangehörige bedroht, besonders seine Frau. Mehrmals wöchentlich wiederholen sich diese Ausraster, und keiner kann ihn dann bändigen oder ihm helfen. Die Eltern seiner Frau haben kürzlich angedroht – auch das ein Ausdruck größter Not in einem Umfeld, in dem Trennungen nicht vorgesehen sind –, die Scheidung einzufordern, sollte die Gewalt gegen ihre Tochter nicht aufhören und sich weiterhin kein Nachwuchs ankündigen. Achmet ist aber vor allem hilflos und verzweifelt. Das geht so weit, dass er, wäre es in seiner Kultur erlaubt, längst Selbstmord begangen hätte. Der junge Mann sehnt sich den Märtyrertod herbei, als einzigen möglichen Ausweg aus seiner hoffnungslosen Situation.

Bei einem Besuch bittet mich Achmet in sein Zimmer, das er mit seiner Frau bewohnt. Es befinden sich darin das gemeinsame Bett und ein schlichter Spiegelschrank. Platz nehmen wir auf der Bettkante, mein Übersetzer lehnt sich an den Fenstersims. Achmet ist zurückhaltend, die Berichte über sein brutales Verhalten sind für mich zunächst kaum nachvollziehbar. Als er gerade zögerlich beginnt, von seinem leidvollen Leben zu erzählen, klopft es. Faizha, Achmets Frau, fragt, ob sie dazukommen darf. Keiner hat etwas dagegen, und in ihrer schwarzen Leggings und geblümten Bluse setzt sie sich neben ihren Mann. Jetzt schildern beide mit großer, schonungsloser Offenheit ihre Probleme: die Kämpfe mit israelischen Soldaten, die Bauchverletzungen, Achmets Gewalt gegen seine Frau, die ungewollte Kinderlosigkeit und wie sie ohne Auskommen auf die Eltern angewiesen bleiben. Während des Gesprächs entsteht der Eindruck, dass sich

Achmet und Faizha zum ersten Mal mitteilen, so emotional berichten sie auch intime Details. Neben ihrem großen Leidensdruck spüre ich, dass sie sich trotz allem noch lieben.

Ihre Situation und Probleme sind komplex und in ihrer Fülle schwer lösbar, wahrscheinlich auch ausweglos, da kann ich wenig raten. Ich kann nur weitere Fragen stellen und ihnen geduldig zuhören, wobei ich glaube, dass sie von mir keine Antworten erwarten. Wie offen, klar und selbstkritisch die beiden jungen Menschen von sich erzählen können, das erlebe ich selten.

Kaum ein Gespräch ist möglich in Gaza, ohne dass darin nicht auch der Konflikt vorkommt, und wenn es nicht die tagespolitischen Ereignisse sind, dann sind es seine Auswirkungen. Die Hoffnung auf eine bessere Zukunft eint wohl beide Völker, auch wenn die Lösungsansätze weiter auseinandergehen. Denn zeitgleich mit dem Rückzug aus Gaza kommt es zur Ausdehnung israelischer Siedlungen im palästinensischen Westjordanland sowie zur Errichtung des »Schutzwalls«: einer meterhohen Mauer durch weite Teile von Ostjerusalem. Ich frage mich, was die Koexistenz von Israelis und Palästinensern ermöglichen, wie eine Zukunftsperspektive aussehen könnte. Der renommierte Arzt Horst-Eberhard Richter schreibt dazu: »Eine verkannte gegenseitige Abhängigkeit macht es dem bis an die Zähne bewaffneten Israel unmöglich, sich trotz intensivsten Militäreinsatzes der palästinensischen Attentäter zu erwehren, die sich als lebende Bomben opfern. Würden sich die Israelis im Leiden der Palästinenser und diese sich in dem den Israelis bereiteten Leiden wiedererkennen, das heißt ihrer beider Verwandtschaft in der gemeinsamen Not, könnten sie unschwer eine Verständigung und ein friedliches Zusammenleben möglich machen.«

Als humanitärer Helfer frage ich nicht, »wer recht hat in diesem Krieg«, sondern wer deswegen Untersützung braucht. Dabei weiß ich immer, dass unsere Bemühungen keine Lösung für einen Konflikt sein können, im besten Falle sind sie eine essentielle Hilfe in Abwesenheit einer politischen Lösung. Und so geht es für mich darum, konkrete und individuelle Lösungen zu suchen.

Und miteinander zu reden zählt zu den wichtigsten Instrumenten für MSF. Schon seit der Gründung der Organisation steht neben den humanitären Prinzipien ein weiteres Motiv im Zentrum unseres Handelns: als Sprachrohr für die Menschen in Not zu dienen. Dieses Anliegen hat seither nichts an Bedeutung verloren.

Und es darf nicht verwechselt werden mit der Öffentlichkeitsarbeit, die eine Organisation betreiben muss, oder gar dem Einwerben von Spenden. Hier und auch mir geht es darum, den betroffenen Menschen in einer Krise die Möglichkeit zu verschaffen, selbst über ihre Situation und über ihr Leid zu berichten.

Und wenn sie dies nicht selbst können oder wollen, dann fordern die Patienten das von mir ein. Wenn sie gesund werden, ist oft dies ihr letzter Wunsch an mich: »Bitte vergessen Sie uns nicht und unsere Geschichte. Nehmen Sie sie mit nach Deutschland und erzählen Sie davon, was Sie hier erlebt haben, so dass wir nicht vergessen werden. Sonst tut das keiner.«

Diskussionen als wichtigste Brücke der Verständigung und als Mittel zur Klärung komplexer wie kontroverser Themen und Probleme bestimmen jeden Tag die Projektarbeit. Und so etablierte sich bei MSF eine Debattenkultur als eigenständiger Wert, den wir neben den humanitären Fertigkeiten und Erfahrungen versuchen weiterzugeben. Im gegenseitigen und kontinuierlichen Austausch sehe ich die beste Möglichkeit, jede Stimme zu hören und so Verbesserungsvorschläge für die Hilfsangebote zu berücksichtigen. Wie schade wäre es, diese Chance nicht zu nutzen! Und dabei gilt der Grundsatz: Nicht wer etwas sagt, hat recht, sondern das beste Argument soll sich durchsetzen, egal, von wem es kommt.

Das gilt auch für Fragen der Sicherheit. Auch wenn wir alles nur Denkbare dafür tun, können wir die Sicherheit in den Projekten nicht absolut und objektiv garantieren, das wäre naiv. Vor allem nicht in den gefährlichsten Kontexten wie bewaffneten Auseinandersetzungen. Wir sprechen daher von der »verhandelten Sicherheit«, ein oft erprobtes Konzept, indem wir mit allen involvierten Konfliktparteien sprechen, unabhängig von ihrer politischen Zugehörigkeit, ihren Überzeugungen und Interessen. Nur wenn wir deren Ziele verstehen und sie unsere, können daraus gegenseitige Achtung und Anerkennung erwachsen, und wir können die Beteiligten bitten, die medizinischen Mitarbeiter und Kliniken nicht anzugreifen. Und die humanitären Prinzipien zu respektieren. Auch hier in Gaza.

Anlässlich der Verleihung des Friedensnobelpreises 1999 haben wir das so formuliert: »Lange genug wurde Schweigen mit Neutralität verwechselt und als notwendige Voraussetzung für humanitäre Hilfe postuliert. MSF hat von Anfang an im Widerspruch zu dieser Annahme gearbeitet. Wir glauben nicht, dass Worte immer Leben retten können, aber wir wissen, dass Schweigen mit Sicherheit tötet.«

Solange immer noch menschliches Leid, Kriege und Krisen in dieser Welt keine Chance haben, wahrgenommen zu werden, wird sich nichts ändern, können Missstände nicht erkannt und behoben werden. Das bedeutet im Umkehrschluss jedoch nicht, dass wir über alle Menschenrechtsverletzungen oder humanitären Dilemmata öffentlich Auskunft geben können, das muss individuell für jeden Kontext abgewogen werden.

Die beste Möglichkeit, mit Menschen in Kontakt zu treten, ist das Gespräch. Und Reden und Zuhören haben für mich in Gaza an Bedeutung gewonnen. Khulud begann mit Hilfe unserer Psychologin langsam wieder zu sprechen. Ihr Schweigen war nicht organischer Ursache, sondern Ausdruck ihrer Überforderung nach dem Verlust der Eltern.

Mit Achmet und seiner Frau Faizha traf ich mich dreimal. Mit jedem Gespräch teilten sie mehr mit mir, dem Fremden, erhielt ich umfassend Einblick in diese tragische junge Ehe. Auch wenn ich nichts für sie tun konnte, und vielleicht weil ich auch keine Erwartungen an die Gespräche hatte, zeigte der Austausch – wohl für uns alle überraschend – Wirkung. Beim Abschied berichtete mir Achmets Familie, dass die Wutanfälle zurückgegangen seien und er Faizha nicht mehr schlage.

Der Konflikt zwischen Israel und Palästina bleibt auch nach dem Abzug der Siedler aus dem Gazastreifen ungelöst, und das Leid der von ihm betroffenen Menschen dauert an. Eine Ursache sehe ich in der chronisch unzureichenden unmittelbaren Verständigung zwischen den beiden Ländern. Ich wünsche mir, ihre Vertreter würden so ehrlich und direkt miteinander umgehen wie der muslimische Klinikleiter in Rafah und der jüdische MSF-Manager aus New York.

Trotz der Ausweglosigkeit des Konflikts gibt es für mich nach meinem Einsatz in Gaza keinen Grund zur Resignation. Denn nie zuvor habe ich deutlicher erlebt, welche Kraft dem gesprochenen Wort innewohnen und welch klärende und erlösende Wirkung ein offener Austausch mit sich bringen kann. Und wie ein empathischer Kontakt das Schweigen überwinden hilft.

Auf der Suche nach Sinn

Die Sinnfrage trägt historisch weiter
als die Frage nach dem Glück.

WILHELM SCHMID

SUDAN, 2008

Im Streben nach einem glücklichen Leben sind sich viele Menschen einig. Aber was bedeutet das eigentlich? Und wie sinnvoll ist dieses Streben nach Glück, diesem seltenen wie flüchtigen, schönen Gefühl? Schließt diese Fokussierung doch die traurigen und schmerzhaften Momente aus, die zu uns ebenso gehören und auch notwendig sind, um tiefere Gefühle zu erfahren und dem Leben aufrecht, mit Ernsthaftigkeit zu begegnen.

Diese und andere Gedanken gehen mir durch den Kopf, als ich Mitte September 2008 in den Sudan fliege. Dazu gehört die Erkenntnis, dass heute in Deutschland kein Mensch mehr an Durchfall stirbt. Anderswo schon. Im Sudan sogar täglich und in großer Zahl, aktuell wegen der vor einem

Monat ausgebrochenen Choleraepidemie. Dabei ist die gefährlichste und todbringende Durchfallerkrankung am einfachsten und effektiv zu behandeln. Betroffene benötigen lediglich reichlich Flüssigkeit. Aber der Sudan zählt zu den Ländern, in denen es zu wenig Ärzte, zu wenig Pflegende, zu wenig Krankenhäuser und zu wenig Medikamente gibt. Die Menschen leiden und sterben oft an eigentlich gut heilbaren Krankheiten, weil sie es nicht rechtzeitig in eine Klinik schaffen. Die Anzahl der Mediziner im Verhältnis zur Bevölkerung ist ein guter Indikator für die gesundheitliche Versorgung in einem Land. Im Sudan kommen auf 10 000 Personen gerade einmal 2,8 Ärzte, in Deutschland sind es 35.

Meine Aufgabe ist es, als Notfallkoordinator das MSF-Choleraprojekt in Aweil zu leiten. Die staubige Hauptstadt des gleichnamigen Bundesstaates im Northern Bahr El Ghazal hat etwa 60 000 Einwohner. Hier, zwei Tagesreisen entfernt von der nordöstlich gelegenen sudanesischen Hauptstadt Khartum, verläuft ungefähr die mögliche Grenze zwischen einem künftigen Nord- und Südsudan. Nach 20 Jahren Bürgerkrieg hat sich trotz des Friedensschlusses zwischen beiden Landesteilen im Jahr 2005 die humanitäre Not der Bevölkerung kaum verringert. Eine nennenswerte Infrastruktur existiert nicht, nur vereinzelt spenden Dieselgeneratoren über Nacht etwas Licht, das Wasser beziehen die Menschen mit Handwasserpumpen aus offenen Brunnen, eine Kanalisation gibt es nicht. Seuchen, ganz klar, werden so nicht verhindert, sondern begünstigt. Immer wieder entladen sich jetzt in der Regenzeit dramatische Gewitter, die zur Überflutung großer Gebiete des südlichen Sudans führen, auch hier in Aweil. Das begünstigt ebenfalls eine Cholera- und Malariaepidemie.

Zudem leben die Einwohner in einfachsten Behausungen und unter hygienisch äußerst bedenklichen Bedingungen: Zehnköpfige Familien müssen sich ein kleines Tukul, eine runde Hütte mit Lehmwänden und Strohdach, teilen, umgeben von Hühnern und Ziegen, Essensvorräten, Unrat und Fliegen. Unter diesen Umständen können sie kaum die täglichen Herausforderungen bewältigen, an jedwede Vorkehrung, was das Aufkeimen und die Eingrenzung von Seuchen angeht, ist nicht zu denken.

Die hier dominierende Ethnie der Dinka ist schlank, hochgewachsen, freundlich, ruhig und stolz. Das offizielle Zahlmittel ist nicht Geld in Form von Banknoten, sondern es sind Rinder, mit ihnen wird jede Rechnung beglichen, Schulden und Bräute eingeschlossen. Die reichen Männer haben viele Rinder. Und viele Frauen.

Seit Beginn des Ausbruchs im August hat MSF über 6000 Patienten mit akuten Durchfällen behandelt. Über 400 waren so schwer erkrankt, dass sie stationär therapiert werden mussten. Ohne intravenöse Flüssigkeitsgabe hätten sie wohl nicht überlebt. Für sie haben wir am Ortsrand ein Krankenhausdorf mit zehn Zelten errichtet, um sie von anderen Patienten zu isolieren und weitere Ansteckungen mit Bewohnern der Stadt zu verhindern. Das ist zwar logistisch umständlich, aber unbedingte Voraussetzung, um die Ausbreitung der Epidemie in den Griff zu bekommen. Die hochinfektiöse Cholera führt zu dramatischen Brechdurchfällen. Unbehandelt können bis zu 60 Prozent der daran Erkrankten versterben, und das innerhalb weniger Stunden, nachdem der wässrige Durchfall eingesetzt hat. Nach einer Behandlung mit bis zu 15 Litern intravenöser Flüssigkeit können die meisten von ihnen innerhalb von 48 Stunden entlassen werden. Wichtig ist, dass sie besonders während der Epidemie auf eine verbesserte Nahrungsmittel- und Körperhygiene achten und bei erneuter Verschlechterung wiederkommen, ebenso ihre Angehörigen.

Essentiell neben der Krankenversorgung ist die Bereitstellung von sauberem Trinkwasser, denn verunreinigt ist es die Hauptquelle der Cholerabakterien. Dafür betreiben wir über ganz Aweil verteilt zwei Motor- und 25 Handpumpen und stellen täglich 200 Kubikmeter chloriertes Trinkwasser zur Verfügung.

Immer wieder machen wir auch Erkundungsfahrten in entlegenere Bezirke, etwa wenn uns Notrufe erreichen, dass dort neue Choleraausbrüche viele Menschen heimgesucht haben. Mit einem mobilen Team behandeln wir dann die Patienten vor Ort, verteilen Elektrolytlösungen und klären sie auf, dass das Wasser und die Nahrungsmittel am besten abgekocht und auf regelmäßiges Händewaschen geachtet werden sollte.

Wir sind gerade aufgebrochen und im Begriff, nach Aweil zurückzufahren, als ich im rechten Außenspiegel unseres Geländewagens einen Mann mit einer Schubkarre erblicke. In dem Moment lässt er sie stehen und rennt verzweifelt gestikulierend hinter uns her. »Halt mal!«, bitte ich unseren

Fahrer und springe aus dem Auto, als wir stehen. Der Mann ist jung, vielleicht Anfang 20. Aufgeregt und verschwitzt stellt er sich uns als Victor vor und deutet zu seiner Schubkarre. Darin zusammengekrümmt liegt ein anderer junger Mann, sein Bruder Daniel. Seine Augen sind eingefallen, er atmet schwer und reagiert nicht auf Ansprache – er ist dem Tode nahe. Unverzüglich lege ich ihm einen Zugang und wir infundieren rasch viele Liter Flüssigkeit. Währenddessen erzählt mir Victor ihre Geschichte. Die beiden Brüder kommen aus einem Dorf, viele Kilometer entfernt. Die einzige Wasserquelle der Familie ist ein Brunnen neben dem Haus. Als Daniel krank wurde, wussten sie nicht, wo sie Hilfe finden, da es keine Krankenstation in der Nähe gibt. Dann hörte Victor, dass ein medizinisches Team ins Nachbardorf kommen würde. Doch da war sein Bruder schon so entkräftet, dass er nicht mehr stehen, geschweige denn den weiten Weg bewältigen konnte. Also legte er ihn in die Schubkarre, der die Felge eines Autoreifens als Rad diente, und lief los. Jetzt wirkt Victor erleichtert, dass er uns gerade noch erreicht hat. Nach einer Weile wacht der eben noch todkranke Daniel auf und sieht erst uns und dann die Flüssigkeitsbeutel verwundert an. Wenn Lebensrettung nur immer so einfach wäre!

Auch andere Patienten ringen mit dem Tod. Als ich den kleinen Duong am nächsten Morgen wiedersehe, ist der Siebenjährige dem Tode noch etwas näher als bei seiner Aufnahme. Dabei sprach er zunächst gut auf die Behandlung an. Lange schon habe ich nicht mehr ein so sterbenskrankes Kind gesehen. Im Koma liegend, kommunizieren seine Augen nicht mehr, die Gliedmaßen zucken regelmäßig als Ausdruck eines Krampfanfalls, die Atmung ist extrem verlangsamt, der Puls nicht mehr tastbar.

Warum aber konnte sich Duongs Zustand nach anfänglicher Besserung ein weiteres Mal so dramatisch verschlechtern? Als ich mir seinen Arm anschaue, der halb unter der Decke verborgen liegt, bestätigt sich mein Verdacht: Über Nacht müssen sich die Venenzugänge gelöst haben. Dabei hatte ich die Krankenschwestern gebeten, regelmäßig nach ihm zu schauen, da es nicht ungewöhnlich ist, dass Zugänge verlorengehen. Die anhaltenden Durchfälle haben bei dem Kleinen dazu geführt, dass er erneut stark dehydriert ist. Zusätzlich zeigt er nun auch Anzeichen für eine schwere Malariainfektion. Es ist maximale Eile geboten. Ich lege ihm zwei neue Infusionszugänge, und wir verabreichen ihm rasch viel Flüssigkeit und beginnen mit der Malariabehandlung. Und schon kurze Zeit später erwacht Duong aus seinem Koma. Eine gute Woche später verlässt er, noch etwas schwach auf seinen dünnen Beinen, die Krankenstation nach Hause. Es sind Momente wie dieser, in denen ich spüre, wie sinnerfüllend mein Einsatz hier ist.

Und doch machen die ärztlichen Aufgaben nur einen Teil meiner Tätigkeit aus. Viele administrative Dinge sind zu erledigen, dazu kommen Sitzungen mit den Gesundheitsbehörden, den Vereinten Nationen und anderen Nichtregierungsorganisationen. Das sudanesische Gesundheitsministerium eröffnet gerade ein Büro in Aweil, und wir helfen, ein Choleraüberwachungssystem zu etablieren. Dabei lerne ich den beschränkten Nutzen von Koordinierungstreffen kennen. Es vergehen schnell viele scheinbar angenehme Stunden mit gekühlten Getränken in einem klimatisierten Büro, während Organisationsvertreter wortreich von ihren Aktivitäten berichten – wirkliche Verbesserungen für die Patientenversorgung werden in diesem Rahmen aber selten erreicht. Weil die UNO diese Treffen jedoch so wichtig nimmt, geht entscheidende Zeit verloren, was mich regelmäßig mit Ungeduld erfüllt. Ich denke dann, wie viel sinnvoller ich die Stunden in den Projekten verbringen könnte. Oder mit unseren 150 Mitarbeitern, für die ich die Personalverantwortung trage. Diese Meetings sind zudem meist mit einer langen Anreise verbunden, was zusätzlich Kapazitäten bindet. Bei MSF dürfen wir innerhalb der Einsätze nicht selber fahren, weil die Sicherheitslage in den Ländern dies nicht zulässt und – noch wichtiger – der Verkehr schlicht zu unübersichtlich und gefährlich ist. Die meisten medizinischen Notfälle und Evakuierungen passieren durch Autounfälle, so dass speziell ausgebildete lokale Mitarbeiter das Steuer übernehmen.

Wir internationalen Helfer schlafen ebenfalls in Tukuls auf einem Gelände in der Ortsmitte. Trotz der Einfachheit fühlen wir uns hier wohl. Abends treffen wir uns im großen Essenszelt und bleiben nach der schlichten Mahlzeit noch zusammen. Dann greift unser australischer Logistiker zur Gitarre und singt mit seiner rauen Stimme tolle Lieder. Wenn dann plötzlich die heftigen tropischen Niederschläge einsetzen und Regen gegen die Zeltwand prasselt, wenn

Blitze die Nacht erhellen und Sturmböen alles durcheinanderwirbeln, fehlt uns nichts mehr, nicht einmal spannende Unterhaltung.

Die materiellen Entbehrungen wurden in meinem Falle noch etwas gesteigert, da mein Gepäck beim Hinflug verlorenging. Drei Wochen später trifft es endlich ein, auf einem Lastwagen zusammen mit Nachschubmaterial für das Krankenhaus. Da auch die Transporte den Regengüssen ausgesetzt sind, wiegt mein Rucksack nun doppelt so viel – der komplette Inhalt ist nass. Nachdem ich alles gründlich gewaschen und zum Trocknen aufgehängt habe, fühle ich mich reich beschenkt.

Noch vor meinem Einsatzende sinkt die Zahl der Cholerapatienten kontinuierlich, und wir denken daran, das Zeltdorf ab- und als kleinere Einheit neben dem Krankenhaus im Ortskern von Aweil aufzubauen, bis die Epidemie vollständig abklingt. Nur haben wir diese Planung ohne den Distriktverwalter gemacht. Als wir ihn in unsere Überlegungen einbeziehen, ist er strikt dagegen. Zu seinem Verantwortungsbereich zählte bislang keine Klinik, und die will er jetzt nicht leichtfertig aufgegeben sehen. Aus der vermeintlich kurzen Unterredung wird eine halbtägige Konferenz, wobei ich dem Dorfältesten immer wieder erkläre, dass dies kein Krankenhaus, sondern lediglich eine erweiterte Cholerastation sei und sie doch froh sein dürften, dass die Epidemie nun abnimmt und damit die Zahl der Erkrankten und daran Versterbenden in ihrer Gemeinde. Aber nein, sie wollen die infektiöse Zeltstadt behalten. Doch MSF verfügt nicht über unbegrenzte Mittel, und das Projekt verliert mit der Eindämmung der Epidemie seine medizinische Berechtigung. Schließlich hat der Distriktverwalter ein Einsehen, und wir können die Zelte streichen.

Mit meiner Abreise verlassen noch weitere Mitarbeiter das Projekt – ein guter Grund zum Feiern. Unsere sudanesischen Kollegen besorgen zu diesem Anlass eine junge Ziege, die geschlachtet und gegrillt werden soll. Aus Gründen, die ungeklärt bleiben, holen sie das Zicklein ein paar Tage im Voraus, was dazu führt, dass sich alle im Team mit diesem possierlichen Haustier anfreunden und lieber mit ihm kuscheln denn seiner Tötung aus kulinarischen Gründen zustimmen wollen. Es folgen einige Diskussionen, und die Vegetarierrate schnellt kurzfristig in die Höhe, wodurch das Schicksal der Ziege nicht abgewendet wird.

Wir verlassen Aweil vom Flugplatz mitten im Ort, grünes Weideland gleich neben dem Krankenhaus. Einen Flieger hier zu verpassen ist praktisch unmöglich, zumal statt regelmäßigem Luftverkehr ausschließlich vereinzelt Maschinen der UNO landen. Dafür müssen sie die rotbraune Erdpiste im Tiefflug überfliegen, um dort grasende Ziegen, Schafe und Rinder zu verscheuchen. Ein lustiges Schauspiel.

Vor mir liegen acht Flugverbindungen, über vier Tage verteilt. Das ist so ziemlich die schnellste und einzige Möglichkeit, um von diesem staubigen Winkel des Sudans nach Berlin zu kommen. Mit einer der letzten Maschinen lande ich am Flughafen Tempelhof, der als Zielort der Luftbrücke in die Geschichte eingegangen ist und demnächst geschlossen wird. Also von Zentralflugplatz zu Zentralflugplatz, dazwischen ein Einsatz, der mich glücklich stimmt, weil er so sinnvoll war. Und der mir wieder einmal zeigte, wie wir mit einfachen medizinischen Mitteln Hunderte schwerkranke Patienten behandeln und heilen können, denen sonst der sichere Tod gedroht hätte. Der sinnvoll und erfolgreich auch deshalb war, weil alle Mitarbeiter fokussiert auf das gleiche Ziel hingearbeitet haben und innerhalb weniger Tage mehr Menschenleben retten konnten, als das in der Heimat in vielen Monaten möglich ist. Aber da stirbt ja zum Glück auch keiner mehr an Durchfall.

Glück, welcher Art auch immer, ist selten von Dauer. Flüchtig und vielfältig und schwer zu fassen, eignet sich dieses Gefühl vielleicht zum Träumen, aber kaum für mehr. Ich halte es da lieber mit dem Philosophen Wilhelm Schmid und frage nicht danach, was mich glücklich machen könnte, sondern ob das, was ich tue, sinnvoll ist. In der Hilfe für die Bedürftigsten erlebe ich eine tiefe Befriedigung, die mich über den Augenblick hinaus trägt. Und gerade existentielle Momente, wenn Krankheit und Leid den nahen Tod erahnen lassen und dann doch das Leben obsiegt, empfinde ich als sinnstiftend. Diese Erlebnisse motivieren mich, weiterzumachen.

Nachtrag: Wie schnell auch ein Arzt zum Patienten werden kann, erfahre ich beim Zwischenhalt in Uganda. Mit Fieber, Kopf- und Gliederschmerzen fühle ich mich krank, ein Malariaschnelltest ist aber unauffällig. Zurück in Berlin folgen weitere Untersuchungen, und weil auch diese ergebnislos bleiben, mein Zustand sich aber weiter verschlechtert, werde ich notfallmäßig in eine tropenmedizinische Klinik eingewiesen. Die Kollegen sind besorgt, aber vermutlich klammheimlich auch ein bisschen froh über den direkt aus Afrika eintreffenden Patienten – das kommt selten genug vor. Jetzt können sie ihr gesamtes Programm durchziehen, sämtliche Körperflüssigkeiten werden abgenommen und analysiert – gefunden wird aber nichts. Irgendwann geht es mir besser. Wahrscheinlich handelt es sich um eine harmlose sudanesische Virusgrippe, die von selbst ausheilt. Oder vielleicht doch um die Folge einer Keimübertragung durch die Kuschelziege?

Stell dir vor, es ist Krieg

Der Krieg wird nicht mehr erklärt, sondern fortgesetzt.
Das Unerhörte ist alltäglich geworden.

INGEBORG BACHMANN

SYRIEN, 2012

In eine Decke gehüllt, wird die alte Frau zu mir getragen. Ihr Hinterkopf ist durch einen Bombensplitter weggesprengt worden, sie atmet noch schwach und reagiert nicht auf Ansprache. Sie ist bereits im Koma und ihr Puls kaum noch tastbar. Ein Mensch, den ich nur beim Sterben begleiten kann. Die Verletzung ist so ausgeprägt, dass ein Überleben ausgeschlossen ist, und jeder Wiederbelebungsversuch wäre ethisch unvertretbar. Innerhalb weniger Minuten verstirbt die alte Frau, und ich bestätige ihren Tod.

Dieser stille Abschied wurde lärmend angekündigt: Ein Lastwagen mit jungen Männern auf der Ladefläche raste heran, sie schrien und gestikulierten wild, und ich wusste nicht, wie viele Verletzte sie uns bringen.

Ein hinzugeeilter Imam filmte die Szene und hielt dabei

seine Kamera direkt über die klaffende Kopfwunde. Anschließend fragte ich ihn halb interessiert, halb fassungslos, aber freundlich: »Warum haben Sie die sterbende Frau gefilmt?« Seine Antwort: »In diesem Konflikt müssen wir das Unrecht dokumentieren, das Zivilisten zustößt, damit die Welt davon erfährt.« Das kann ich nachvollziehen, finde sein Vorgehen jedoch bedenklich. Als Gast in diesem Land steht es mir aber nicht zu, das Verhalten eines Imam zu beurteilen oder zu kritisieren. Im Krieg, so erlebe ich noch öfter, gelten andere Regeln.

Mitten in meine Überlegungen, wohin mich der nächste Projekteinsatz führen sollte – Libyen und der Südsudan waren mir angeboten worden –, erhielt ich im August 2012 eine kurze E-Mail: »Wir würden Tankred gerne nach Syrien schicken, um in einer Höhle einen Operationssaal zu installieren.« Das klang nach einer ungewöhnlichen Herausforderung. Unwillkürlich musste ich an eine MSF-Postkarte mit einem abgewandelten Zitat denken, die ich originell fand und oft verschickt habe: »Stell dir vor, es ist Krieg, und du gehst hin.« Sollte das jetzt auch auf mich zutreffen? Für meinen zehnten Projekteinsatz reiste ich wenig später und zum ersten Mal für einen Monat nach Syrien.

Schon die Anreise ist anders als sonst. Die Logistikabteilung bittet mich, zwei große Sterilisationstöpfe für chirurgisches Besteck mitzunehmen, die bei fehlendem Strom auch mit Feuer betrieben werden können und vor Ort nicht zu kaufen sind. »Was sage ich denn dem türkischen Zoll bei der Einfuhr?«, möchte ich wissen. »Ja richtig, darüber haben wir noch nicht nachgedacht. Na ja, überlege dir eine Ausrede«, so die knappe Antwort. Vielen Dank. Ich könnte als Beerensammler die Töpfe zum Einkochen benötigen, überlege ich, ahne jedoch, wie unhaltbar diese Geschichte ist. Als ich dann als Tourist – MSF hat zu dem Zeitpunkt kein Mandat in der Türkei – mit meinem Gepäck und zwei waschmaschinengroßen Kisten die Flughafenkontrolle bei der Einreise passiere, werde ich glücklicherweise ungefragt freundlich durchgewunken.

Am südlichen Zipfel der Türkei ist vom grenznahen syrischen Bürgerkrieg nichts zu spüren. Er begann im März 2011 mit friedlichen Protesten in der südsyrischen Stadt Daraa, die seither als die »Wiege der Revolution« gilt, als der Ort, in dem der »Arabische Frühling«, der in Tunesien seinen Anfang nahm, in Syrien ankam. Doch längst hat der Krieg jede Region, jede Stadt des Landes erreicht und über 30 000 Menschen das Leben gekostet. Er überschreitet die Grenzen, geschätzte 300 000 Flüchtlinge sind in die Türkei, nach Jordanien, in den Libanon und Irak gekommen. 1,2 Millionen Binnenflüchtlinge, entwurzelte Syrer, irren auf der Suche nach einer sicheren Bleibe durch ihre Heimat.

Seit Monaten verhandelt MSF mit beiden Konfliktseiten. Anders als Regierungsanhänger sind die Oppositionskräfte im Norden bisher bereit, humanitäre Hilfe zuzulassen. Im Juli, nur wenige Wochen vor meiner Ankunft, erfolgte ein erster Erkundungsbesuch in den Akkrad-Bergen. Unsere

Aufgabe ist nun die Einrichtung der chirurgischen Klinik in der Höhle inklusive Operationssaal, um dort Verletzte schnell operieren oder zumindest stabilisieren zu können, da unzählige von ihnen in dieser Gegend auf der Flucht verblutet oder an der Grenze verstorben sind, weil der Übergang vorübergehend geschlossen war.

Unser Team besteht aus vier erfahrenen Helfern. Dem norwegischen Projektkoordinator, einem englischen Logistiker, dem Syrer Alan und mir. Alan wirkt älter als Mitte 40, ein großer, stattlicher Mann mit Vollbart und einer ruhigen, bedächtigen Art, sich zu bewegen. Während seine Frau und die drei Kinder in einem türkischen Flüchtlingslager untergekommen sind, hat Alan bis vor kurzem unentgeltlich im nördlichen Grenzgebiet zur Türkei Hilfe geleistet, wo es keine medizinische Versorgung mehr gibt. Monatelang trug er verwundete Syrer auf seinem Rücken ins Nachbarland, viele sind auf diesem beschwerlichen Transport sprichwörtlich in seinen Armen verstorben. Aus Bescheidenheit lehnte er lange ab, als Mitarbeiter einen MSF-Vertrag und Gehalt anzunehmen. Alan ist unentbehrlich: Als Ortskundiger, Logistiker, Sicherheitsratgeber, Übersetzer, Handwerker und wichtigste Kontaktperson zu den verschiedenen zivilen und militärischen Gruppen ist er enorm wichtig für das Gelingen des Projektes. Und nie wird er ungeduldig oder laut, sondern setzt sich stets freundlich-zugewandt, hilfsbereit und ruhig für die verschiedenen Anliegen ein. Und wenn ich ihn in einer Pause darum bitte, erzählt er mir eine tragisch-schöne Geschichte aus seiner Heimat. Als ich ihn einmal fragte, ob es etwas gibt, das er bei all seinen Begabungen nicht könne, errötete er. Nach langem Nachdenken räumte er ein: »Ich kann nicht wütend werden.« Alan ist einer der außergewöhnlichsten Menschen, denen ich je begegnet bin.

Gegen Mitternacht brechen wir gen Süden auf. Unsere Vierergruppe hat ein paar Tage warten müssen, bis unsere Kontaktleute signalisierten, dass der Grenzübertritt nach Syrien klappen könnte.

Nach einer Stunde Fahrt steigen wir unbemerkt hastig in einen alten, klapprigen Kombi um. Der Fahrer sieht übermüdet aus und ausgezehrt, er spricht kein Wort. Auch wir verhalten uns still. Nach einer weiteren Stunde über holprige Feldwege haben wir die bergige Grenzregion erreicht. Hier werden wir von einem Ortskundigen erwartet, mit unseren leichten Rucksäcken setzen wir unseren Weg zu Fuß Richtung Grenze bei schwachem Mondlicht fort. In der Ferne sehen wir türkische Wachtürme, kreisende Scheinwerfer erhellen die Dunkelheit. Bald kommen uns erschöpfte Flüchtende entgegen, die nach dem Weg fragen. Wir bieten ihnen Wasser an, was sie dankend ablehnen. Unser Begleiter mahnt zur Eile, und die nächste Stunde geht es im Laufschritt durch einen dichten, finsteren Wald. Dann sehen wir einen Feldweg, der die Grenze markiert. Wir ducken uns im Dickicht der letzten Bäume und vergewissern uns, dass uns niemand entdeckt hat und wir den Grenzweg passieren können. Dann rennen wir rüber, schlüpfen durch einen Maschendrahtzaun und flüstern uns erleichtert zu: »Willkommen in Syrien!«

Nach kurzem Warten kommt ein zerbeulter und zerschossener Pick-up-Truck, wir springen auf die Ladefläche und werden in die Berge gebracht. Nach insgesamt vier Stunden ist alles geschafft, und wir verbringen die erste Nacht auf syrischem Boden in einer Unterkunft mit etwa zwei Dutzend Kämpfern einer oppositionellen Einheit. Das ist eigentlich unvereinbar mit unseren Prinzipien von Neutralität und Unabhängigkeit. Aber wir haben hier keine Wahl. Hinzu kommt: Die Unterscheidung zwischen Zivilisten und Kämpfern ist in diesem Bürgerkrieg schwierig, eine klare Zuordnung zu einer der Konfliktparteien oft nicht möglich. Schon in der Vergangenheit musste MSF immer wieder Kompromisse eingehen, um in Krisengebieten humanitäre Hilfe leisten zu können.

Viele junge Männer schließen sich dem Widerstand an in einer Mischung aus Wut, Freiheitsdrang und Fatalismus. Sie wollen, so bekunden sie in vielen Gesprächen, eher im Kampf eine bessere Zukunft herbeisehnend sterben, als unter der Assad-Regierung weiterleben. Der Aufstand sei die Folge langangestauten Ärgers sowie von Verzweiflung. Immer wieder berichten mir Menschen, wie sehr sie unter der seit 40 Jahren regierenden Assad-Familie und ihrem Ein-Parteien-Regime leiden, unter den ungelösten religiösen Spannungen zwischen Sunniten, Schiiten, Alawiten, Kurden und Christen. Und wie dieser Machtapparat unliebsame Mitbürger hat foltern und verschwinden lassen. Schon in der ersten Nacht erlebe ich einen aufgebrachten jungen Mann, der aus seinem Heimatort hierhin zurückkehrt und entsetzt und völlig außer sich berichtet, wie Geheimdienstmitarbeiter kurz zuvor seine Mutter und Schwester mitgenommen und in ein Lager verschleppt haben. Ihnen würden dort Folter und Vergewaltigung drohen, und er fürchte, sie nie wiederzusehen. Jetzt will er sie so schnell wie möglich befreien und sucht dafür Mitstreiter. Die anderen Kämpfer versuchen zunächst, ihn zu beruhigen, dann müssen sie ihn in Sicherheitsgewahrsam nehmen, damit er nicht auf eigene Faust versucht, Mutter und Schwester zu retten. Denn diese Aktion wäre zum Scheitern verurteilt und würde auch sein sicheres Ende bedeuten.

Syrien ist nicht der erste Konflikt, der MSF zwingt, die öffentliche Kommunikation einzuschränken. Daher sind diese Zeilen allgemein gehalten unter Aussparung konkreter geographischer Angaben. Denn wie selten zuvor ist unsere eigene Sicherheit bedroht, werden Ärzte und medizinische Einrichtungen hier gezielt angegriffen und Mitarbeiter entführt. Entgegen dem internationalen Völkerrecht gibt es keinen Respekt gegenüber Helfern, werden Rettungswagen beschossen wie auch Gebäude, in denen medizinische Hilfe geleistet wird. Deshalb werden Kliniken in den Untergrund verlegt, in Wohnhäuser, Kellerräume oder eben in eine Höhle. Wer Verletzte versorgt, begibt sich in akute Gefahr. Oder, in den Worten des Präsidenten des Internationalen Roten Kreuzes, Peter Maurer: »Gesundheitsmitarbeiter sind gewaltigen Schwierigkeiten ausgesetzt, wenn sie ihrer Pflicht nachkommen. Viele Männer, Frauen und Kinder, die gerettet werden könnten, sterben täglich, weil sie keine medizinische Behandlung erhalten.«

Am ersten Morgen nach unserer Ankunft schaue ich mich etwas verwundert um. Erwacht bin ich in einer schönen, einsamen Bergwelt, es ist still und sonnig-warm, ich sehe Obstbauern in ihren Gärten voll pflückreifer Aprikosen, Äpfel, Feigen, Trauben und Pflaumen. War das nicht eben noch Kriegsgebiet?

Wir vier machen uns auf, die nähere Umgebung kennenzulernen. Bei der Höhle werden wir gleich von den Einheimischen mit herzlicher Gastfreundschaft begrüßt, sie laden uns erst zum Tee und dann zu köstlichem Essen ein. Und die warmherzige und großzügige Unterstützung dieser Menschen begleitet uns verlässlich während des ganzen Aufenthaltes.

Und ja, so könnte ein friedlicher Tag aussehen, so könnte unser Projekt ruhig weitergehen. Aber da gibt es ein Problem: Die allgegenwärtige Angst vor dem Tod liegt über der Gegend. Denn von zwei etwa 30 Kilometer entfernten Anhöhen feuern Armeepanzer in unregelmäßigen Abständen Bomben und Raketen in die Berge, kaum ein Haus oder eine Straße bleiben verschont.

Nach dem Essen erkunden wir die Höhle. Sie liegt am Rande eines ausgedehnten Obstgartens, ist außen üppig bewachsen, und vor dem kleinen Eingang steht ein großer Feigenbaum. Erstaunlich, selbst aus unmittelbarer Nähe ist dieser natürliche Schutzraum nicht zu erkennen. Von innen besehen ist die Höhle aber vor allem eine natürliche Höhle und ziemlich weit entfernt von dem, wie eine Klinik normalerweise aussieht. Die knappen Abmessungen bedeuten eine Herausforderung für uns: Eine Fläche von etwa 20 mal

13 Meter und ein etwa vier Meter hohes Gewölbe zwingen uns, präzise zu planen. Immerhin verspricht die robuste Felsendecke einen gewissen Schutz vor Bomben. Wir entscheiden, im oberen Bereich der zweistöckigen Grotte die Notaufnahme sowie postoperative Versorgung mit acht Behandlungsliegen einzurichten. Darunter bauen wir ein aufblasbares Zelt auf, um darin unter sterilen Bedingungen operieren zu können.

Zunächst aber muss die Höhle ausgebaut werden, ein ebener Boden eingezogen und die tropfenden Wände und Decken mit wasserdichten Planen abgedeckt werden. Aus dem nahe gelegenen Ort heuern junge Leute bei uns an, die sich freudig ans Werk machen, denn jeder hier ist dankbar für etwas bezahlte Arbeit. Vor allem aber sind sie dankbar, dass wir ihnen medizinische Hilfe anbieten. So verbringen wir die nächsten Tage damit, das Naturgewölbe in eine moderne Krankenanstalt umzuwandeln. Alle Beteiligten sind engagiert dabei: Immer wieder bringen uns Menschen aus der Umgebung nützliche medizinische Einrichtungsgegenstände aus benachbarten Krankenhäusern, die zerbombt oder verlassen wurden – Betten, Verbandswagen, Infusionsständer, kleine Schränke, bald haben wir mehr, als wir benötigen. Nebenher richten wir im nahe gelegenen Dorf eine Apotheke mit unseren neulich eingetroffenen Medikamenten ein. Diese hatten wir an der Grenze einer syrischen Organisation »gespendet«, die den Transport nach Syrien gewährleisten konnte und sie uns jetzt zurückgegeben hat.

Während der Wartezeit in der Türkei hatte ich ausreichend Medikamente und medizinisches Gerät für unseren Einsatz organisiert. Dies wurde dadurch erschwert, dass wir nicht wie sonst auf unsere Standardmedikamente und -ausrüstung aus den MSF-Logistikzentren zurückgreifen konnten, da MSF dort noch nicht registriert ist. Mit meinem Arztausweis zog ich durch diverse Apotheken und kaufte so viel, wie ich jeweils bekommen konnte – vor allem starke Schmerzmittel und Narkosemedikamente zur Versorgung der Schwerverletzten.

Bis die Höhle ausgebaut ist, behandle ich in einem Nebenraum der Apotheke etwa 30 Patienten, fast ausschließlich Zivilisten aus der nahen Umgebung, die chronisch erkrankt sind. Sie stellen sich etwa mit einem entgleisten Bluthochdruck oder Diabetes oder zunehmenden Magenschmerzen vor. In den Gesprächen zeigen nahezu alle auch Anzeichen von seelischen Traumatisierungen, zudem verschlimmern die zunehmenden Kriegsängste ihre Beschwerden. Ihre Krankheiten haben sich über Monate verschlechtert, weil es zu gefährlich ist, das Haus zu verlassen. So können sie weder ihre Ärzte noch medizinische Einrichtungen aufsuchen.

Ich finde es bedrückend, wie sehr die Bergbevölkerung leidet, und wie lange sie schon von ihrem normalen Leben entfernt und von jeglicher Strom- und Wasserversorgung abgeschnitten ist. Auch ihre Essensvorräte gehen allmählich zur Neige. Benzin für Generatoren müssen sie in kleinen Kanistern über die Grenze schmuggeln und inzwischen auch das Mehl für das tägliche Brot.

Frage ich sie nach ihren Zukunftsaussichten, ist keiner

der Menschen hier optimistisch und keiner vermag vorherzusehen, wie lange der Konflikt noch andauern wird. Könnte er jetzt beendet werden, so sagen mir viele, würde der Wiederaufbau des Landes fünf Jahre dauern. Sollte der Krieg weiter anhalten, würde er mindestens zwei Jahrzehnte in Anspruch nehmen. An Flucht ins Ausland, sogar nach Deutschland, denkt hier niemand, zu sehr sind die Menschen mit ihrer Heimat verbunden.

Alle Fahrzeuge werden hier zur Tarnung mit Lehm eingeschmiert. Nachts fahren sie nur mit einem Licht, um nicht gesehen zu werden. Wir gehen nach Möglichkeit zu Fuß, denn alles, was fährt, ist bedroht, beschossen zu werden.

Eine weitere neue Erfahrung ist für mich die fast tägliche Suche nach einer sicheren Unterkunft. Denn um nicht zur Zielscheibe für militärische Angriffe zu werden, müssen wir immer wieder das Quartier wechseln. Die Einheimischen weisen uns verlassene Häuser zu, und Alan klärt jeweils vorab, ob sie sicher sind und tatsächlich niemand mehr dort wohnt. Manchmal stehen noch Essensreste auf dem Tisch, und es stinkt moderig-verwesend. Das ist schon unheimlich. Warum, frage ich mich jedes Mal, sind die Menschen so plötzlich geflohen? Wo sind sie nun? Wir wissen es nicht. Dieses dauernde Umziehen ist anstrengend und zeitraubend. So freuen wir uns, hinter einer Bergkuppe etwas geschützt ein Haus zu finden, das nicht in direkter Schusslinie der Panzerstellungen liegt. Hier können wir die nächsten Nächte bleiben.

Wir sind erst das zweite MSF-Team, das in Syrien hilft. Unsere Kollegen haben etwas weiter östlich in einer provisorischen Klinik bereits Tausende Patienten behandelt und Hunderte operiert. Fast alle Eingriffe sind Folge direkter Gewalteinwirkung, es sind Kriegsverletzungen, meist verursacht durch Explosion, Granatsplitter oder Schusswunden.

Auch in unser kleines Höhlenkrankenhaus kommen zunehmend Verletzte. Anfangs behandeln wir etwa 16 am Tag, als die volle chirurgische Kapazität ausgebaut ist, werden es mehr.

Nach der alten Frau, der wir nicht helfen konnten, sind es vor allem Patienten mit Bauchschüssen oder Knochenverletzungen. Viele kommen auch zur Wundreinigung und zum Verbandswechsel. Anders als in den meisten anderen Projekten, beispielsweise bei meinem Einsatz im Sudan anlässlich der Choleraepidemie, wechseln sich hier Momente der Ruhe und der Überforderung ab, denn die Verletzten kommen nicht kontinuierlich, sondern oft in Gruppen und manchmal nachts. Unvergesslich ist mir eine junge Frau, die schwerverwundet in die Höhle getragen wird. Sie erlitt unmittelbar vorher einen Flankenschuss und klagt über stärkste Schmerzen, ihr Puls flattert, und aus ihren Augen spricht Todesangst. Wir versuchen, sie mit Flüssigkeitsinfusionen zu stabilisieren und die Schmerzen zu lindern. Sie muss schnell in die Türkei gebracht werden, ohne ein chirurgisches Team können wir keine großen operativen Eingriffe durchführen. Ob sie überlebt, erfahren wir nicht. Auch Ungewissheiten wie diese sind Teil des Einsatzes. Die

Bilder der jungen Frau bleiben und stehen für die Sinnlosigkeit dieses Krieges.

Mittlerweile kreisen ab dem späten Vormittag Armee-Helikopter über den Bergen. Ihren Angriffen sind wir schutzlos ausgeliefert, und es kursieren Gerüchte über einen Luftangriff.

Eines Abends bekommen wir in unserem Haus hinter der Bergkuppe unangekündigten Besuch. Vier einheimische Ärzte aus dem benachbarten Ort fahren in ihrem Kleinwagen vor, somit sind alle Mediziner der 300 Quadratkilometer großen Bergregion erstmalig versammelt. Wir setzen uns für diese Spontankonferenz auf unsere Terrasse, und gleich entwickelt sich ein interessantes Gespräch über die Lage in der umkämpften Gegend und die Möglichkeiten humanitärer Hilfe. Gemeinsam überlegen wir, wie wir bestmöglich kooperieren können. Schnell sind wir uns einig, dass die Kollegen die chronisch Kranken und kleinere Verletzungen behandeln und wir die akuten Kriegstraumata und lebensbedrohlich Verwundeten übernehmen. Nach einer Stunde haben wir das Wichtigste besprochen und geklärt – eine schöne Einigkeit unter eben noch Fremden! Und wieder einmal zeigt sich, dass ungeplante und zielgerichtete Treffen mehr bewirken können als umständliche offizielle Meetings mit mühselig im Vorfeld ausgehandelten Agenden.

Als die kleine Delegation sich gerade verabschieden möchte, schlagen plötzlich Bomben und Granaten über und neben uns ein. Sofort gehen wir in Deckung, erst an der Hauswand, in der nächsten Feuerpause dann im sichersten

Innenraum unseres Hauses. Wir alle sind mächtig erschrocken und haben Angst. Während der folgnden Stunde explodieren etwa 20 Bomben in unmittelbarer Nähe. Dem typischen Abschussknall folgt ein anschwellender Pfeifton, dann die ohrenbetäubende Detonation. Mir wird bewusst, dass ich mich in akuter Lebensgefahr befinde und dass es eine Fehlannahme war, hinter dem Berg geschützt zu sein – im Krieg gibt es keine Sicherheit.

Ich denke an meine Frau, wie ich ist sie Ärztin und einiges gewohnt. Auch bei Syrien hat sie ihren Humor behalten: »Es findet sich für dich immer noch ein heißerer Konfliktherd«, meinte sie. Mit auf die Reise gab sie mir den Wunsch: »Ich hoffe, ihr seid nah an der Not, aber fern der Bomben. Ich bitte dich sehr, nicht zu mutig zu sein – was du tust, ist bemerkenswert genug! Sei lieber für mich feige!«

Als die Einschläge irgendwann weniger werden, verabschieden sich die Kollegen hastig. Sie wollen zurück in ihre Klinik, weil sie vermuten, dass dort nach diesem Beschuss Patienten eintreffen.

Uns ist klar, dass wir hier nicht bleiben können, und wir suchen einen besser geschützten Ort zum Schlafen. In einem nahe gelegenen und nahezu ausgestorbenen Dorf fragen wir nach einer Unterkunft. Lediglich fünf Familien sind hiergeblieben, alle anderen vor den Kämpfen geflohen. Im Untergeschoss einer Moschee wird uns ein Raum zugewiesen, der durch mehrere Wände gesichert ist und uns bei weiteren Bombenangriffen besser schützen wird. Unser freundlicher Gastgeber beschwichtigt eventuelle religiöse Befindlichkeiten: »Keine Sorge, das hier ist kein Gebetsraum, wir nutzen ihn nur für Bestattungen.« Wir müssen lachen, auch weil ein Sarg an der Wand bereitsteht.

Vor dem Einschlafen denke ich darüber nach, ob der Angriff uns galt. Oder galt er den Behausungen der Opposition in der Nähe? War alles vielleicht nur Zufall? Auch das wissen wir nicht. Effektiver, so wird mir klar, hätte die medizinische Versorgung der Region nicht ausgelöscht werden können, und mir fällt ein Satz wieder ein, den ich vor meiner Abreise im *Spiegel* gelesen hatte: »Arzt zu sein ist dieser Tage lebensgefährlich in Syrien.« In der zweiten Nachthälfte bleibt es ruhig, wir können schlafen.

Am nächsten Morgen sehen wir uns die Folgen des Bombardements an und finden Einschläge 50 Meter von unserem Haus entfernt – das war knapp. Auch die Felder und Wälder ringsumher sind niedergebrannt, entzündet durch die Sprengsätze. Als wir uns gerade auf unserer Terrasse im Kreis zusammengesetzt haben, um zu beraten, welche Konsequenzen wir aus diesem Zwischenfall ziehen sollen, erreicht uns aus dem Hauptquartier in Brüssel die Anweisung zur sofortigen Evakuierung. Was bedeutet das für uns konkret? Im Unterschied zu anderen Kontexten, wo uns beispielsweise wie in Liberia ein Rettungshubschrauber ausfliegen würde, sind wir hier auf uns selbst gestellt. Wie auf dem Hinweg werden wir im Schutz der Nacht in die Türkei zurücklaufen. Bis zum Abend bleibt uns noch Zeit, die notwendigen Vorkehrungen für unsere Abwesenheit zu organisieren und unsere Sachen zu packen.

Nach einem herzlichen Abschied von all jenen, die uns so

hilfreich unterstützt haben, und dem Versprechen, baldmöglichst zurückzukehren, werden wir mit verschiedenen Fahrzeugen in Grenznähe gebracht. Das Ausmaß der Zerstörung hat auch hier deutlich zugenommen. Der uralte Wald, durch den wir wieder müssen, brennt jetzt lichterloh, von Raketen in Brand gesetzt. Ein apokalyptischer Anblick, wir kommen unbeschadet hindurch.

Im Dunkeln warten wir dann auf unseren Wegführer, der uns zu Fuß über die Grenze bringen wird. Ich lausche den Geräuschen der Nacht – unweit ruft ein Käuzchen, heulen Schakale. Sonst ist es still. Bomben sind nicht mehr zu hören.

Mir geht ein Satz durch den Kopf, der mich noch lange begleiten wird: Kein Mensch läuft nachts durch fremde Bergwälder in einen Krieg hinein. Wenn er nicht muss. Oder will. Auch flieht kein Mensch freiwillig, die meisten Menschen fliehen aus Not. Nur mich und unser kleines Team zwingt keiner, wir können uns fast frei bewegen.

Nach wenigen Tagen in der Türkei kehren wir zurück und setzen das Höhlenklinik-Projekt fort. Doch schon bald wird die Lage in der Bergwelt zu unsicher, die Bombeneinschläge in unmittelbarer Nähe der Höhle nehmen so zu, dass an eine medizinische Versorgung nicht mehr zu denken ist, und das Krankenhaus wird an einen grenznahen Ort verlegt.

Für uns Deutsche sind Krieg und Vertreibung eigentlich vertraute Themen, unsere jüngere Geschichte wurde durch kaum etwas stärker geprägt als durch die Tragödien der beiden Weltkriege. Sie liegen nun bereits zwei Generationen zurück, und die Erzählungen unserer Großeltern verblassen allmählich. Ich konnte mir Krieg bisher nur vorstellen. In Syrien habe ich ihn direkt erlebt. Als humanitärer Arzt bin ich friedlicher Gesinnung, aber ich bezeichne mich nicht grundsätzlich als Antimilitarist oder Pazifist, weil dies politische Kategorien sind, in denen ich nicht denke. MSF hat mindestens einmal eine militärische Intervention gefordert, während des Völkermordes in Ruanda, denn: Ärzte können keinen Genozid verhindern. Sie können und sollen auch keinen Konflikt schlichten. Das ist und bleibt Aufgabe der Politik. Aber wie wenig die in den Syrienkonflikt involvierten Akteure akzeptiert haben, dass grobe Gewalt kein legitimes Instrument ist, gehört zu meinen erschütterndsten Erkenntnissen, die ich von dort mitnehme.

Der Unterschied zwischen einer Vorstellung und dem direkten Erleben von Krieg ist beträchtlich. Als besonders bestürzend empfinde ich seine plötzlich einsetzende Brutalität, das sinnlose Sterben unzähliger Menschen, vor allem unschuldiger Zivilisten. Und wenn die Weltgemeinschaft nach 1945 überzeugt war, dass es nie wieder Krieg geben dürfe, dann erinnert uns der Syrienkonflikt besonders zynisch daran, wie wenig wir seither gelernt haben. Diese sinnlose, menschengemachte Katastrophe hat unvorstellbare Ausmaße angenommen und wird, wie Ingeborg Bachmann schreibt, nicht einmal mehr erklärt, sondern quälend fortgesetzt. Dabei gilt unser menschliches Streben vor allem dem, was Bachmann an anderer Stelle beschreibt: »Das ganze Leben ist der Versuch, es zu behalten.«

Menschlichkeit als letzte Medizin

Wenn in Freetown heute jemand mit HIV
diagnostiziert wird, dann feiern wir das.
Weil es nicht Ebola ist.

ABIGAIL, Einwohnerin aus Freetown

SIERRA LEONE, 2015

Der Nachtflug ist ungemütlich, aber die Stimmung heiter in
der Royal-Air-Maroc-Maschine. Fast so, als würden die afrikanischen Passagiere und internationalen Helfer Anfang
Januar 2015 in den Strandurlaub nach Sierra Leone fliegen.
Doch der Grund der Reise ist ein anderer. Mich erwartet
eine der größten humanitären Krisenregionen der Gegen-
wart und die Bekämpfung einer der tödlichsten Epidemien:
Ebola.

Erstmals entdeckt wurde die Krankheit 1976 im Gebiet
des heutigen Kongo, an den Ufern des Flusses Ebola. Ihr
Namensursprung sollte nicht über die Gefährlichkeit der
Erkrankung hinwegtäuschen. Wie ein brutaler, grässlicher
Vollstrecker breitet sich das Virus schnell im Körper der In-

fizierten aus und führt zum sukzessiven Ausfall der Organ-
funktionen, ohne mögliche Gegenwehr oder Heilmittel.
Wer überlebt und wer nicht, scheint der Willkür überlassen.
Krampfanfälle, Blutungen sowie schwere Atemnot kenn-
zeichnen das späte Stadium der Infektion und den baldigen
Tod. Je stärker die Symptome, desto infektiöser ist der
Kranke, desto größer die Gefahr für seine Mitmenschen.
Und auch sein Leichnam ist noch hochansteckend.

Als kleinstes und ärmstes Land Westafrikas leidet Sierra
Leone am meisten an Ebola und kämpft derzeit am härtes-
ten um die Bewältigung der Epidemie.

Dabei schienen sich die Menschen gerade von dem langen Bürgerkrieg zu erholen, der zwischen 1991 und 2003
etwa 70 000 bis 300 000 Tote in der Region forderte. Die
Auswirkungen dieses furchtbaren Gemetzels sah ich während meines Projekteinsatzes 2004 in Liberias Hauptstadt
Monrovia, jetzt sind beide Länder ähnlich stark in der Gewalt von Ebola, wie sie damals in den Konflikt involviert
waren. Viele vergleichen diese beiden Katastrophen miteinander und finden, die jetzige Misere sei schlimmer, weil der
Ebola-Feind unsichtbar ist und weil es keine erkennbare
Frontlinie oder Ausweichmöglichkeiten gibt.

Ein anderes gewaltiges Problem ist der damit einher-
gegangene Zusammenbruch der ohnehin schwachen Gesundheitssysteme in den am heftigsten betroffenen Staaten Guinea, Liberia und Sierra Leone. Über 500 einheimische medizinische Helfer sind seit Beginn des Ausbruchs
durch das Virus umgekommen, fast alle Krankenhäuser
sind geschlossen, und es gibt nur sehr wenige Orte, wo

Nicht-Ebola-Infizierte in irgendeiner Form noch medizinisch versorgt werden können. Kinder sterben daher vermehrt auch an Malaria und Durchfallerkrankungen und Mütter aufgrund von Geburtskomplikationen. Der Wiederaufbau des Gesundheitssektors ist neben der Eindämmung von Ebola die große Herausforderung, die die drei Länder über Jahre beschäftigen wird.

Noch immer gibt es große Lücken auch in der direkten Ebola-Bekämpfung. So breitet sich die Epidemie im Nachbarland Guinea stetig weiter aus – neue Regionen kommen hinzu, ohne dass es ausreichende Behandlungskapazitäten gibt. Unsere Helfer werden dort sogar angegriffen, weil es zu fatalen Missverständnissen kommt, wonach wir die Krankheit einschleppen, statt sie zu bekämpfen, wie das *TIME-Magazine* beobachtete: »MSF gehört oft zu den ersten und lautesten Stimmen von schlechten Gesundheitsnachrichten, die lokale Beamte lieber geheim halten. Effektiv zu sein garantierte ihnen in diesem Fall jedoch keinen herzlichen Empfang. [...] Die Guineer konnten nicht anders, als zu bemerken, dass die ausländischen Helfer und der Ebolavirus fast gleichzeitig in ihr Leben traten.«

Auch hier in Sierra Leone ist die bisherige Entwicklung ebenfalls und noch immer inakzeptabel, vor allem die Hauptstadt zählt zu den kritischsten Regionen mit den höchsten Infektionsraten.

Nach über einem Jahr, in dem Ebola nun in Westafrika wütet und über 28 000 Menschen daran erkrankt sind und über 11 000 dahingerafft wurden – und das sind nur die bestätigten Fälle bei einer hohen Dunkelziffer –, befolgt die Bevölkerung nach wie vor wichtige Verhaltensregeln nicht. Das liegt zum einen an Unkenntnis über das Virus und mögliche Schutzmaßnahmen. Zum anderen widersprechen die neuen und überlebenswichtigen Regeln manch alter Tradition, zumal Betroffene gerade in Krisenzeiten menschliche Nähe suchen – jetzt mit tödlichen Konsequenzen. Trotz intensiver Aufklärung werden Erkrankte weiterhin von ihren Angehörigen versteckt, werden Leichen als eine der Hauptansteckungsquellen heimlich im Auto transportiert und unsichere Beerdigungsrituale wie das Waschen Verstorbener fortgesetzt.

Dieser Ausbruch dauert nun schon seit Dezember 2013, nachdem der erste Ebolapatient – ein kleiner Junge aus Meliandou, einem Dschungeldorf im Guéckédou-Distrikt in Guinea – als »Patient null« identifiziert wurde. Bei dem Dutzend bisheriger Ebolaepidemien seit 1976 infizierten sich insgesamt 2427 Menschen und 1597 verstarben, woran das enorme Ausmaß der jetzigen Krise noch einmal deutlich wird.

Wie selten zuvor versagen nun aber die nationalen und internationalen Akteure, nur dadurch konnte die Epidemie derart außer Kontrolle geraten. Im März 2014 erklärte MSF den Ausbruch öffentlich als beispiellos angesichts der geographischen Ausbreitung. Aber erst im August benennt die WHO – eigentlich verantwortlich für weltweites Krankheitsmonitoring – Ebola zum internationalen Gesundheitsnotfall. Ein unerträgliches tödliches Versagen, denn effektive globale Hilfsbemühungen setzten erst ab Oktober ein – viel zu spät. Und auch dann waren sie noch zu halbherzig und zu unflexibel, um die ansteckende Massenerkrankung wirksam einzugrenzen. Erschwerend kam hinzu, dass diese Epidemie lediglich als Gesundheits- und nicht als humanitäre Krise eingestuft wurde, was weiter reichende Maßnahmen verhinderte.

Erst jetzt, bei meiner Ankunft in Freetown, nehmen das Wissen und die Bereitschaft, sich frühzeitig in eine entsprechend spezialisierte Klinik zu begeben, langsam zu. In den acht westafrikanischen MSF-Behandlungseinrichtungen hat die Organisation bisher ein Drittel aller Ebolapatienten versorgt, während der ersten fünf Monate waren es sogar 85 Prozent, insgesamt sind es über 10 000 Erkrankte.

Selten zuvor stand MSF vor einer größeren Herausforderung. Dazu zählt auch die Gewährleistung der Mitarbeiter-Sicherheit, die maximal bedroht ist: Von 28 infizierten MSF-Ebola-Helfern sind bisher 14 verstorben. Das ist eine ungeheure Tragik, und hier zeigt sich außerdem, wie sehr auch unsere Mitarbeiter dem tödlichen Virus ausgesetzt sind. Jeder einzelne Infizierte bedeutet neben allen individuellen Behandlungsanstrengungen auch einen schweren Sicherheitszwischenfall, den wir akribisch aufarbeiten. Denn wir müssen verstehen, wodurch die Übertragung möglich wurde und wie sie künftig verhindert werden kann.

Viel zu lange waren wir eine der wenigen Organisationen, die auf die Epidemie reagiert haben. Ähnlich wie die betroffenen Länder fühlten wir uns von der internationalen Gemeinschaft alleingelassen.

Aber auch wir müssen Versäumnisse einräumen. Die

Mobilisierung der eigenen Experten verlief zu zögerlich, zu spät erreichten wir die Gesamtanzahl von 4500 Kräften. Wir begannen mit 40 erfahrenen Ebolaspezialisten, was bei den bisherigen Ausbrüchen ausreichend war. Denn aufgrund der tödlichen Gefahr dürfen Mitarbeiter höchstens vier Wochen in einer betroffenen Region tätig sein. Obwohl viele nach einer Erholungsphase zurückkehrten, standen durch den pausenlosen Einsatz und schnellen Austausch anfangs nicht genug MSF-Mitarbeiter zur Verfügung.

Die Organisation leistet zudem einen Wissenstransfer wie nie zuvor: Über 1000 Gesundheitsmitarbeiter hat MSF in Europa und Westafrika für die Behandlung von Ebola ausgebildet, auch für andere Organisationen. Und dies sind nur einige der verschiedenen Schwerpunkte, die miteinander konkurrieren. Ein großer Spagat zwischen patientenzentrierter Behandlung und dem Nachkommen öffentlicher Gesundheitsaufgaben, was bei einer Epidemie dieses Ausmaßes fast ebenso wichtig ist.

Als mein Flieger um vier Uhr früh am 8. Januar in Freetown landet, ist es stockdunkel. Nur ein Scheinwerfer erleuchtet spärlich das Rollfeld, über das wir zur Ankunftshalle wandern. Dort warnt uns ein Plakat vor Ebola, und wir werden erstmals aufgefordert, die Hände mit einer Chlorlösung zu waschen – und plötzlich sind alle Reisenden still, jegliche Heiterkeit ist aus den Gesichtern verschwunden. Noch vor der Passkontrolle überprüfen Sicherheitsbeamte unsere Körpertemperatur und befragen jeden Einzelnen, ob Fieber oder andere Krankheitssymptome aufgetreten seien.

In der Stadt weist tagsüber wenig auf den Ausnahmezustand hin. Am auffälligsten sind die Ebola-Warnplakate überall, ansonsten herrscht ein reges Straßenleben, Kleinhändler balancieren alle nur vorstellbaren Güter hochaufgetürmt auf ihrem Kopf. Die Menschen machen auf mich immer noch einen lebenslustigen Eindruck, dennoch gibt es keine Unterhaltung, in der Ebola fehlt. Sämtliche Strukturen des öffentlichen Lebens sind hingegen lahmgelegt, Behörden, Schulen, Universitäten, Sportstätten und die Strände sind geschlossen. Feiern, Hochzeiten finden nicht statt, Beerdigungen werden kontrolliert – die gesellschaftlichen Einschränkungen treffen jeden. Von besonderer Tragweite ist dies für Kinder und Studenten, die bereits ein Ausbildungsjahr verloren haben.

Auch die Wirtschaftsaktivitäten haben abgenommen, so ist der ohnehin geringe Tourismus vollständig zusammengebrochen, die Hotels stehen leer. Polizeiliche Fahrzeugkontrollen auf Ebolaleichen beeinträchtigen den Verkehr. Zwischen 18:00 und 6:00 Uhr besteht Ausgangssperre, die Geschäfte müssen geschlossen bleiben, ebenso am Wochenende. Dadurch sind die ohnehin hohen Arbeitslosenzahlen und die Preise weiter gestiegen, eine Besserung ist nicht in Sicht.

Auch mein eigenes Verhalten wird von der Misere bestimmt: täglich dutzendfaches Händewaschen mit der aggressiven Chlorlösung und Fiebermessen an praktisch jedem Gebäudeeingang. Nie zuvor war ich so gehorsam und befolge alle Vorsichtsmaßnahmen. Ich impfe mich gegen Influenza und schlucke Malaria-Prophylaxe. Auch die MSF-Einsatzregeln klangen nie rigider: »Keine Kontakte: kein Händeschütteln, kein Küssen, keine Umarmungen, kein Sex, kein Geschirr teilen – mit niemandem!«

Die Tage hier sind lang, und sie beginnen früh. Um 5:45 Uhr klingelt der Wecker. Dann fahren wir ins New Brookfields Hotel, das soeben fertiggestellt wurde. Da es aber keine Touristen gibt, konnte MSF das komplette Haus für unsere Mitarbeiter mieten. Hier frühstücken wir gemeinsam, bevor wir mit verschiedenen Fahrzeugen ins Ebola-Behandlungszentrum (Ebola Treatment Center, ETC) aufbrechen, wo wir um sieben Uhr die Patienten von der Nachtschicht übernehmen.

Das ETC ist eine der modernsten Ebola-Behandlungseinheiten. Es befindet sich im Zentrum der Stadt auf dem Gelände der Prince-of-Wales-Schule, die wegen des Ausbruchs längst schließen musste. Unter der Bedingung, die Schule und den Sportplatz nach Ende der Epidemie zu sanieren, konnte MSF hier nach nur zwölf Tagen Bauzeit ein Behandlungszentrum für 100 Patienten in Betrieb nehmen. Dabei hatten wir gehofft, dass Freetown von anderen Hilfsorganisationen versorgt würde. Als offensichtlich wurde, dass die Versprechungen nicht umgesetzt werden würden, ist MSF auch hier aktiv geworden.

Die Patienten kommen zu Fuß oder mit einem Krankenwagen, und per Checkliste wird überprüft, ob ein hinreichender Ebolaverdacht besteht. Wenn ja, nehmen wir sie auf. Fällt der entsprechende Bluttest negativ aus, dürfen sie mit einer entsprechenden Bescheinigung wieder gehen. Wird das Virus aber nachgewiesen, werden sie entweder in das Zelt für stabile Patienten überführt und oral behandelt, oder sie kommen in das 22 Betten fassende Intensivzelt, für das ich zuständig bin. Als Innovation installierten wir hier einen Plexiglaskorridor, durch den wir die Patienten permanent beobachten können, ohne selbst der Ansteckungsgefahr ausgesetzt zu sein. So können wir noch gezielter helfen. Hier gelten die strengsten Sicherheits- und Hygienemaßnahmen, im hochinfektiösen Krankenbereich dürfen wir uns maximal eine Stunde am Stück aufhalten. Dabei tragen wir einen Ganzkörperanzug. Das Einkleiden ist eine komplexe Prozedur. Jeder einzelne der zehn Schritte wird von einem Kollegen kontrolliert, um sicherzustellen, dass keine Hautpartie unbedeckt bleibt. Dann wird der Name auf die Stirnhaube oberhalb der Sicherheitsbrille geschrieben, da wir in den Schutzanzügen alle gleich aussehen. Bevor wir den Infektionsbereich betreten, wird auf dem Ärmel schließlich noch die Uhrzeit notiert.

Wichtiger als der Ankleidevorgang ist das Umziehen nach Ablauf der Stunde im Behandlungszelt. Denn jetzt haftet das tödliche Virus an den Handschuhen, dem Schutzanzug sowie der Kopfhaube und kann bei mangelnder Vorsicht auf die eigene Haut gelangen und damit übertragen werden. In einer speziellen Sicherheitsschleuse werden die unterschiedlichen Lagen der Schutzkleidung mit Chlorlösung abgesprüht, bevor sie einzeln abgelegt werden. Zwischendurch müssen jedes Mal die Hände gewaschen werden. All das geschieht ebenfalls unter Aufsicht, bis das finale O. K. erfolgt. Die Arbeit in den vielen Schichten Schutzkleidung hatte ich mir insgesamt anstrengender vorgestellt. Durch die Hitze diffundieren allerdings mindestens zwei Liter Schweiß in die grüne OP-Wäsche und die Gummistiefel.

Täglich verbringe ich zwölf Stunden im ETC, viele davon im Hochsicherheitsbereich mit den Patienten, bin ihren infektiösen Sekreten und ihrem Blut indirekt ausgesetzt. Ständig lege ich neue Zugänge in die Venen, in die Knochen und, wenn auch das nicht mehr geht, in die Bauchdecke der Kranken, die durch Fieber, Erbrechen und Durchfall mehr Flüssigkeit verlieren, als sie zu sich nehmen können, da sie meist nicht mehr fähig sind zu trinken. So versuchen wir in einem Wettlauf gegen die Krankheit mit bis zu sechs Litern in 24 Stunden den enormen Flüssigkeitsverlust eines Patienten zu substituieren.

Innerhalb der ersten Tage sind alle Intensivbetten belegt. Dann werden vor allem ebolakranke Kinder eingeliefert und das Durchschnittsalter sinkt auf zehn Jahre. Tragischerweise haben Kinder unter fünf Jahren die geringste Überlebenschance. Ohne Behandlung sterben bei diesem Ausbruch etwa 70 Prozent der Patienten, und mit allen unterstützenden Maßnahmen trotzdem noch jeder zweite. Und wir sind weit davon entfernt, eine wirksame Therapie oder einen Impfstoff anbieten zu können, alle unsere verfügbaren Behandlungsoptionen verbessern im besten Falle ein bisschen die Prognose oder verringern das Leid.

Neuerdings verfügen wir über ein Labor, so können wir die Krankheit und ihren Verlauf etwas besser verstehen. Die anfänglich gemessenen Parameter zeigen jedoch keine Veränderungen, worauf ich gehofft hatte, um die Behandlung so früh wie möglich individuell anzupassen. Erst im Spätstadium und bei drohendem Multiorganversagen weisen die Laborwerte nun auf den unausweichlichen Tod hin.

Jedes dahingeraffte Leben ist eine unverzeihliche Tragödie. Insbesondere wenn junge Menschen sterben. Und jene, die sterben, sind fast alle jung. Tragisch ist es auch für die fassungslosen Hinterbliebenen und für uns als Team: Alle vorherigen Bemühungen, den Tod abzuwenden, erscheinen mir dann sinnlos. Innerhalb von zwei Wochen werden allein in unserem Projekt von 120 aufgenommenen 36 Patienten hinweggerafft, so viele wie bei keinem meiner Einsätze zuvor.

Die Gespräche mit den Angehörigen sind ein kurzer Moment des trauernden Innehaltens. Aber tröstlich sind sie kaum, auch wenn die Hinterbliebenen uns keine Vorwürfe machen – sie wissen wie wir, dass es für Ebola keine Heilung gibt.

Immerhin kann ich für die Patienten da sein und sie spüren lassen, dass sie nicht allein sind. Zwar ist es schwierig, ihnen in unserer befremdlichen Montur gegenüberzutreten und einen menschlichen Kontakt und emotionale Nähe herzustellen. Aber es ist möglich. Durch eine kleine Nackenmassage oder durch direktes und inständiges Zureden und die Bitte, sie mögen nicht aufgeben. Manchmal frage ich sie, warum sie gesund werden möchten. Nach langem Nachdenken äußern sie einen konkreten Grund, wie den Wunsch, die Ausbildung abzuschließen oder die Kinder heranwachsen zu sehen. Und manchmal blitzt dann ein kurzer Hoffnungsschimmer in ihren müden, blutunterlaufenen Augen auf. Und manchmal ist das letzte Wort, das sie sagen, ein

Dank für die Behandlung, kaum vernehmbar kommt er über ihre verkrusteten Lippen. Es sind diese existentiellen Momente, in denen sich Todesangst und Leid und Hoffnung mischen, die meinen Ebolaeinsatz zu einem einschneidenden Erlebnis machen.

Kurz nachdem ich meine Arbeit im Ebola-Behandlungszentrum begonnen habe, stellt sich eine 31-jährige Frau mit ihrer fünfjährigen Tochter im Aufnahmebereich vor. Sie hat kurzes Haar, trägt Flipflops, und unter ihrem bunten Shirt wölbt sich ihr schwangerer Bauch. Sie sieht erschöpft aus. Über die meterbreite Sicherheitsbarriere, die eine Ansteckung durch direkten Körperkontakt verhindert, stelle ich der Mutter all jene Fragen, mit denen wir abklären, ob ein begründeter Ebolaverdacht besteht. Ihr geht es gut, äußerlich deutet nichts auf eine Erkrankung hin. Anders bei ihrer Tochter. Die kleine Mariatu liegt müde und fieberkrank in den Armen ihrer Mutter. Aber das könnte ein normaler Infekt sein, ein Hinweis auf Malaria oder eine andere Tropenerkrankung. Typisch für Ebola sind vor allem die weiteren Informationen: Der Vater der Kleinen ist im Dezember an Ebola verstorben, und Mariatu und ihre Mutter kommen aus einer Zwangsquarantäne in Freetown zu uns. Einem Elendsquartier, wo sie mit 50 weiteren Menschen tagelang eingeschlossen waren, da in dem Viertel Verdacht auf Ebola bestand. Dort mussten sie ohne Zugang zu Nahrungsmitteln und Trinkwasser unter unwürdigen Bedingungen ausharren. Die Mutter erzählt, wie ihnen ehemalige Nachbarn nachts heimlich mit Hilfe von Besen etwas Essen unter dem Zaun hindurchschoben. Dann wurde ein medizinisches Team auf die Eingesperrten aufmerksam und veranlasste umgehend die Einweisung bei uns.

Natürlich hoffe ich, dass der Ebolatest negativ ausfällt, aber bei beiden haben wir schnell traurige Gewissheit: Mutter und Tochter tragen die Viruserkrankung in sich. Unverzüglich nehmen wir sie in den Intensivbereich auf. Bald entwickelt auch die Mutter Symptome. In den darauffolgenden Tagen verschlechtert sich ihr Gesundheitszustand rapide, trotz aller Anstrengungen, die wir zu ihrer Rettung unternehmen: Wir behandeln sie mit Medikamenten, intravenöser Flüssigkeit und Sauerstoff.

Bei jeder Visite schaue ich an den Betten von Mutter und Tochter vorbei und versuche, ihnen durch meine Anwesenheit ein bisschen menschliche Zuwendung zu zeigen. Gerade weil ich ja weiß, wie schlecht ihre Überlebenschancen stehen. Mariatu ist mit ihren fünf Jahren noch nicht aus dem kritischen Alter heraus, und ihre Mutter ist im sechsten Monat schwanger. Zwar ist es unserem Team gerade gelungen, eine andere Schwangere zu entbinden, sodass wenigstens sie durchkam, aber in den meisten Fällen bedeutet eine Ebolainfektion auch für schwangere Frauen ein sicheres Todesurteil. So auch bei Mariatus Mutter. Als dann ihr Zustand und unsere Tests darauf hinweisen, dass ein Organversagen einsetzt, als sie nicht mehr sprechen und uns und ihre Tochter kaum noch wahrnehmen kann, bringen wir Mariatu in einen anderen Bereich des Zelts. Sie soll den Todeskampf ihrer Mutter nicht mit ansehen müssen. Die tapfere Kleine lässt sich nichts anmerken.

In den folgenden Tagen gehe ich, sooft es mir möglich ist, zu ihr und versuche, sie mit Fingerspielen und Kinderliedern zu erheitern. Bevor ich abends gehe, singe ich ein Nachtlied für sie. Doch all meine Bemühungen bleiben unbeantwortet, Mariatu lächelt nicht, schaut mich aus ihren melancholischen und doch wachen Augen nur unverwandt an. Mit jedem Tag wächst sie mir mehr ans Herz, und ich frage mich sorgenvoll, ob wenigstens sie überleben wird.

Bei anderen Patienten bin ich weniger optimistisch, ob sie es schaffen werden. So bei Hugo. Ein kräftiger, großer junger Mann von 19 Jahren, der mit seiner stoischen Mimik, seinen langsamen Bewegungen und seiner tiefen Stimme auf andere Patienten und Mitarbeiter angsteinflößend wirkt. Hugo lehnt alle Therapiemaßnahmen ab, entzieht sich jedem Behandlungsangebot und wandelt tags wie nachts durch den infektiösen Bereich. Entlassen können wir ihn nicht, die Gefahr, dass er andere anstecken würde, ist einfach zu groß. Irgendwann fällt uns auf, dass er fehlt, und wir machen uns in unseren gelben Schutzanzügen auf die Suche. Schließlich finden wir Hugo in einem entlegenen Behandlungszelt auf dem Boden liegend. Komatös mit hohem Fieber, starkem Flüssigkeitsverlust und so geschwächt, dass er sich kaum noch bewegen kann. Schnell lege ich ihm einen venösen Zugang und infundiere zügig mehrere Liter Flüssigkeit. Darunter kommt er wieder zur Besinnung und wehrt sich nicht mehr, ins Intensivzelt verlegt zu werden. Und obwohl er so anders reagierte als alle anderen Patienten und sich stoisch verhielt, überlebt Hugo Ebola. Oder vielleicht gerade deshalb?

Besonders freut mich, dass auch die kleine Mariatu wenig später Anzeichen der Besserung zeigt. Bald ist das Mädchen zum ersten Mal fieberfrei. Und es lächelt. Dass Mariatu jetzt Vollwaise ist, wird sie später von ihrer Familie erfahren, bisher fragte sie nicht nach ihrer Mutter. Dabei hat sie doppeltes Glück: Mariatu übersteht nicht nur Ebola, sondern ihr Opa und Onkel werden sie bei sich aufnehmen. Das ist nicht selbstverständlich. Viele Ebola-Überlebenden werden von ihren Familien und aus der Nachbarschaft verstoßen, aus Angst, sie könnten ansteckend sein. Das ist unbegründet, weil sie eine lebenslange Resistenz entwickelt haben und dadurch nicht erneut an dem Virus erkranken können. Der Unglaube ist oft stärker als alle Vernunft. Und so kehren Überlebende zu uns zurück und bitten, bei uns arbeiten zu können. Wir stellen sie gerne ein, denn ihre Immunität erlaubt es ihnen, länger im infektiösen Bereich zu bleiben als unser Team. Das ist ein Gewinn für alle Beteiligten: Sie bekommen eine bezahlte Arbeit und helfen, die Patienten zu füttern, zu waschen und mit den Kindern zu spielen. Der Kontakt ist direkter, da sie nicht den mehrschichtigen Schutzanzug tragen müssen. Und für Mariatu finden wir bis zu ihrer Entlassung eine »Ersatzmutter«.

Als es so weit ist, kleiden wir sie neu ein, ihre bisherigen Sachen mussten wir aufgrund der Infektionsgefahr verbrennen. In ihrem frischen weiß-blauen Kleidchen sieht sie feierlich aus, dann schreitet sie an der Hand einer Pflegerin aus dem ETC, alle Mitarbeiter bilden eine Gasse und klatschen ihr zum Abschied zu. Mariatu schaut uns wie immer verwundert aus ihren neugierigen Augen an und drückt dann ihr Händchen mit blauer Farbe auf unsere Ebola-Überlebenden-Tafel.

Als ich Sierra Leone am Ende meines Einsatzes verlasse, wird am Flughafen ein letztes Mal meine Körpertemperatur gemessen und auf der Bordkarte vermerkt, dass ich fieberfrei bin. Der Zollbeamte prüft meinen Pass und flüstert mir leise zu: »Danke, dass Sie unserem Land geholfen haben.«

So persönlich wurde ich noch von keinem Zöllner durchgewunken. Und selten nahm ich Abschied von einem Projekt in dem Gefühl, den Menschen eines Landes so intensiv näher gekommen zu sein – über alle Sprach- und Kulturgrenzen hinweg und auch durch dicke Schutzkittel.

Folge dem Ruf

Ich bin verantwortlich für den Anderen,
ohne Gegenseitigkeit zu erwarten.
Direktheit des dem Tode-Ausgesetztseins und Befehl an mich,
den Nächsten nicht im Elend sein zu lassen.
Ich bin derjenige, der über die Mittel verfügt,
um auf diesen Ruf zu antworten.

EMMANUEL LEVINAS

MITTELMEER, 2015

Das Leben von Ulet endet tragisch. Er ist unser einziger Patient, den ich während meines Einsatzes auf dem Mittelmeer im Sommer 2015 nicht retten kann. Dabei deutete zunächst alles darauf hin, dass der Junge die Flucht überleben würde. Ein Irrtum, über den ich lange nachdenken muss.

Als ich drei Tage vor der Abreise aus Berlin die Zusage für den Einsatz auf einem Rettungsschiff im Mittelmeer bekam, freute ich mich, aber mir blieb wenig Zeit für umfangreiche Vorbereitungen und um mir Vorstellungen von dem Projekt zu machen. Und dass das Leben an Bord gewöhnungsbedürftig und das Arbeiten schwieriger werden würden als in manch anderem humanitären Kontext, gerade darin sah ich eine spannende Herausforderung.

Mein Einsatz beginnt am 21. August 2015 mit dem Flug nach Malta. Ein MSF-Mitarbeiter bringt mich vom Flughafen direkt in den großen Hafen von Valletta. Dort nehme ich eines der kleinen Hafentaxis und komme vorbei an pompösen Kreuzfahrtschiffen und Yachten. Die Dignity I, ein ehemaliges Versorgungsschiff von Bohrinseln in der Nordsee, liegt draußen vor Anker.

Schon immer haben unzählige Menschen weltweit wegen Krieg, Gewalt und Elend ihre Heimat verlassen. Für MSF wurde offensichtlich, dass 2015 die Fluchtbewegungen noch größere Ausmaße annehmen würden als in den Vorjahren. Das Mittelmeer, so befanden wir, darf nicht zum Massengrab für noch mehr Bootsflüchtlinge werden. Innerhalb von fünf Wochen stellten wir dort drei Rettungsschiffe bereit, und die Dignity I ist eines davon.

Gleich nach meiner Ankunft gehe ich an Deck, und wir lichten die Anker und brechen gen Afrika auf. Unser Ziel ist die Such- und Rettungszone (SAR) vor Libyen. Hier verläuft die zentrale Fluchtroute zwischen den beiden Kontinenten und mit über 2600 Ertrunkenen allein im ersten Halbjahr 2015 die tödlichste Verbindung nach Europa. Und damit die tödlichste Fluchtroute weltweit. Wie viele Menschen hier tatsächlich ertrinken, weil sie keinen Notruf absetzen können oder ein solcher nicht gehört wird, weiß niemand.

Je näher wir der libyschen Küste kommen, desto weniger

Schiffe teilen sich mit uns das Meer. Hier kreuzt keiner, der nicht unbedingt muss oder – wie in unserem Fall – will.

Ich war noch nie so lange auf einem so großen Boot unterwegs, und in den weiten Gewässern fühle ich mich den Naturgewalten ziemlich ausgesetzt. Das Leben ist anders hier draußen, im dauernden Auf und Ab der Wellenbewegungen und ununterbrochen gefangen in kleinen Kojen, engen Fluren und ständig umgeben von Motorenlärm und der immer gleichen Mannschaft. Das Mittelmeer ist eines der kleineren Meere, aber tagelang sehen wir kein Land am Horizont.

Unser 50 Meter langes und 40 Jahre altes Schiff kann offiziell bis zu 300 Flüchtende aufnehmen. Unsere Gruppe von 18 Besatzungsmitgliedern besteht zur Hälfte aus der spanischen Schiffscrew, die anderen sind humanitäre Helfer. Fürs Schiff verantwortlich sind der Kapitän, ein nautischer und ein technischer Offizier, Maschinisten, Matrosen und ein exzellenter Koch, Pepe, der viele Jahre in renommierten Hotel-Küchen gearbeitet hat. Sie folgen einer klaren Hierarchie, während bei uns MSF-Mitarbeitern die Endscheidungsebene flach ist. Wir – eine Logistikerin, eine Hebamme, ein Übersetzer, eine Krankenschwester und ich – diskutieren viel, und manchmal ist unklar, ob der Kapitän oder die MSF-Projektkoordinatorin die Endverantwortung trägt.

Das Leben an Bord beschenkt mich mit schönen Naturschauspielen: Ich sehe Delphine, die mit der Bugwelle unseres Schiffes spielen, und manch bunter Vogel zieht mit uns gen Süden. Auch begleitet uns hochsommerliches Wetter mit Temperaturen um 30 Grad. Ins Wasser begeben wir uns einmal, um Mann-über-Bord-Manöver zu üben. Die Sonne strahlt tagsüber ebenso verlässlich, wie sich nachts der klare Sternenhimmel über uns wölbt, der nirgendwo sonst so deutlich zu beobachten ist wie über dem unbeleuchteten Meer. Dabei weiß ich, dass unsere ruhige Passage Richtung SAR in starkem Kontrast zu den menschlichen Tragödien steht, die sich hier auf dem Meer ereignen.

Nur 48 Stunden nachdem ich das Schiff betreten habe und gerade als wir die internationalen Gewässer vor Libyen erreichen, werden wir durch unsere erste Rettungsaktion gefordert. Etwa zwölf Seemeilen vor Tripolis werden uns die Koordinaten eines schiffbrüchigen Bootes von der staatlichen Zentrale in Rom (MRCC) durchgegeben, und wenig später entdecken wir durch unser Fernglas das manövrierunfähige und seinem Untergang geweihte Schlauchboot am Horizont. Ich habe keine Ahnung, was uns erwartet, denn nichts deutet darauf hin, in welcher Verfassung die Menschen darauf sind.

Wir nähern uns bis auf wenige hundert Meter, dann stoppen wir die Motoren, denn jetzt beginnt der gefährlichste Teil der Bergung. Zu oft sind Flüchtende beim Anblick eines Rettungsschiffes in Freude oder Panik geraten, haben sich alle auf eine Seite bewegt, wodurch ihr Boot kenterte und sie ertrunken sind.

Aus sicherer Distanz lassen wir unsere zwei Beiboote zu Wasser und erreichen damit das Schlauchboot, das mit 120 Menschen völlig überfüllt ist. Keiner von ihnen trägt eine Rettungsweste, obwohl keiner von ihnen schwimmen kann. Wir erklären, wer wir sind, und müssen wiederholt versichern, dass wir zivile Helfer sind und nicht der für ihr oft brutales Vorgehen berüchtigten libyschen Küstenwache angehören. Dann verteilen wir Schwimmwesten und warten, bis jeder eine angelegt hat. Nach Bedürftigkeit übernehmen wir nun je 20 Personen auf das Beiboot und bringen sie zu unserem Rettungsschiff. Dort begutachte ich jeden Einzelnen und entscheide, ob er sofort medizinische Hilfe benötigt. Viele von ihnen sind durch die Odyssee auf dem Meer geschwächt. Erschöpft sind sie alle und schlafen bis zu 24 Stunden.

Drei schwerkranke Patienten fallen mir auf, die wir umgehend in unseren medizinischen Behandlungsraum bringen. Darunter eine Schwangere, die nun, kaum dass sie in Sicherheit ist, vorzeitige Wehen entwickelt. Die Entbindung könnten wir an Bord zwar begleiten, ein Frühgeborenes aber nicht adäquat versorgen. Wir entscheiden daher, die Schwangere noch in der Nacht mit Hilfe eines Helikopters der italienischen Marine auszufliegen. Die Aktion ist etwas riskant, aber sie gelingt. Später erfahren wir, dass die Frau, unmittelbar nachdem sie in Malta in eine Geburtsklinik aufgenommen wird, ihr Kind gesund zur Welt bringt. Den zweiten Notfall, ein junger Somalier mit einer lebensgefährlichen Infektion, lassen wir, als wir auf Höhe von Malta sind und sich sein Zustand weiter verschlechtert, per Schnellboot dorthin evakuieren.

Der dritte Patient ist Ulet. Dass der 14-Jährige es lebend in das Schlauchboot und dann bis auf unser Rettungsschiff geschafft hat, ist fast ein Wunder. Ulet ist so schwerkrank, dass ich ihn sofort auf eine Intensivstation einweisen möchte, nur gibt es die hier nicht. Er leidet an einer schweren Lungenentzündung, und sein Körper zeigt deutliche Spuren von Folter. Er ist desorientiert, verwirrt und ängstlich, reagiert aggressiv und zeigt eigengefährdendes Verhalten. Erst lehnt Ulet alle Behandlungsmaßnahmen ab, mit viel Geduld überrede ich ihn schließlich, zumindest Sauerstoff, intervenöse Flüssigkeit und Antibiotika anzunehmen. Darunter stabilisiert sich sein Zustand, und dann spricht er so positiv auf die Therapie an, wie ich es selten bei einem Patienten erlebe, und ich darf begründet annehmen, dass er es bis Italien schaffen wird. Zudem wird der Junge immer zugänglicher und berichtet mir von seinen Erlebnissen. Wie er allein aus Somalia nach Libyen floh und dort unter unwürdigen Bedingungen auf einem Markt arbeiten musste. Wie er mit schweren Stockschlägen wiederholt gefoltert wurde, zeigen die ausgeprägten Striemen auf seinem Rücken, die noch nicht verheilt sind. Ulet erzählt mir auch, wie er daraufhin reichlich Blut erbrach. Er leidet an Blutarmut, verursacht durch fragliche Organverletzungen. Zudem hat er aus der Heimat eine gefährliche Tuberkulose mitgebracht, die bisher unbehandelt geblieben ist.

In der Nacht, bevor wir Italien erreichen, möchte Ulet plötzlich nach draußen. All unser Zureden hilft nichts, er will die enge Behandlungskabine unseres Schiffes verlassen und an die frische Luft. Mit unserer Hilfe geht er die wenigen Schritte an Deck, wo er plötzlich und unvorhersehbar in den Armen der Krankenschwester zusammenbricht. Sofort beginnen wir mit der Wiederbelebung, aber sie bleibt erfolglos – Ulet stirbt wohl an einem septischen Herzversagen als Spätfolge seiner lange unbehandelten Erkrankungen. Wir alle sind betroffen, und es ist einer jener Momente, in denen ich an mir zweifle und mir viele Fragen stelle. Ein Menschenleben, das in Somalia manchmal wenig zählt, und das eines somalischen Kindes in Libyen noch weniger, steht in deutlichem Kontrast zu unserer europäisch-westlichen Kultur, wo wir immer maximalen Aufwand betreiben, um den Tod abzuwenden.

In jedem Land und jedem Projekt versuchen wir, die bestmögliche Behandlung für jeden Patienten zu ermöglichen. Aber natürlich zeigen uns die Krisenländer Grenzen auf, und auch MSF hat limitierte Ressourcen, in Nordafrika können wir viele Therapien nicht durchführen, auch wenn sie nötig wären. Was aber zählt auf dem Meer zwischen den beiden Kontinenten? Wo genau verläuft die Grenze für die medizinethischen Erwägungen, wie mit Krankheit, Sterben und Tod umzugehen ist? Der arme Ulet war eben noch ein schwerkranker und ausgebeuteter Junge in Afrika und stirbt dann trotz unserer individualmedizinischen Bemühungen. Aber immerhin war er einen Moment frei, und eine Krankenschwester und ein Arzt haben sich um ihn gekümmert. Über diesen Gedanken geht die Arbeit weiter, denn andere Patienten benötigen dringend unsere medizinische Unterstützung.

So die junge Jummai, deren Hautverätzungen mir Sorgen bereiten. Die Frau stammt aus Nigeria, und sie hatte zunächst Glück, in vielerlei Hinsicht. Denn sie musste nicht allein fliehen. Ich kenne unzählige Berichte von Frauen, die während der Flucht sexuelle Gewalt erleben mussten. Jummai floh in Begleitung ihres Freundes, das schützte sie einigermaßen vor Übergriffen. Die beiden stammen aus dem Nordosten Nigerias, wo bewaffnete Gruppen die Menschen durch brutale Gewalt in Angst und Schrecken versetzen, wodurch wiederum Fluchtbewegungen innerhalb des Landes und darüber hinaus ausgelöst werden. Jummai und ihr Freund erreichten über diverse Stationen und Ländergrenzen hinweg Libyen und schafften es dort unbeschadet auf eines der Schlauchboote, auf dem sie mit vielen anderen zusammengepfercht wurden. Darauf werden Frauen und Kinder in die Mitte genommen, wo sie am besten geschützt sind, nicht über Bord zu gehen. Allerdings ist dies auch der tiefste Punkt der Boote, wo sich das salzige Meerwasser, Benzinreste und Urin sammeln und ein ätzendes Gemisch ergeben, das die Haut angreift.

Als wir Jummai an Deck unseres Rettungsschiffs halfen, waren die großflächigen Verätzungen deutlich zu sehen. Die angegriffenen Hautstellen können sich leicht entzünden, darum schicke ich sie zum Duschen mit der Bitte, die Brühe gründlich abzuwaschen. Danach verbinden wir die betroffenen Hautpartien und versorgen die junge Frau mit Schmerzmitteln. Jummai ist ein Beispiel dafür, dass Flüchtende gesund ihre Heimat verlassen und die beschwerliche Flucht unbeschadet überstehen können – ja sogar Libyen überleben. Auf dem letzten Abschnitt ist Jummai aber so schwer erkrankt, dass sie dringend medizinische Hilfe benötigt, um nicht an einer Sepsis zu versterben. Ich hoffe, dass wir Italien rechtzeitig erreichen werden.

Die Geschichten der Menschen an Bord sind einzigartig, und jede ist es wert, gehört zu werden. So auch die von Sandogo, einem athletischen 24-jährigen Mann aus der Elfenbeinküste, der zwei Jahre in Libyen arbeitete und zuletzt aufgrund seiner Herkunft immer wieder Repressalien und Folter ausgesetzt war. Menschen wie er werden seit dem Zusammenbruch des Landes oft wie Freiwild behandelt. Vor einigen Tagen haben ihn fremde Männer auf der Straße in Tripolis ohne erkennbaren Grund verprügelt und ihm einen so schweren Hieb ins Gesicht versetzt, dass sein Unterkiefer ausrenkte. Seither kann er nicht mehr kauen. Und kaum verständlich sprechen. Für ihn noch schlimmer: Alle seine Papiere und Habseligkeiten und auch sein letztes Geld wurden ihm gestohlen, somit war ihm der weite Weg zurück in die Elfenbeinküste verwehrt – als einzige Option blieb ihm die Flucht über das Meer.

Wie Sadongo berichten mir viele Flüchtende, dass die Situation in Libyen für sie so katastrophal gewesen ist, dass sie nur noch das Land verlassen wollten. Da aber die Rückkehr in ihre Heimat oft versperrt gewesen sei, sei nur die Flucht nach Europa geblieben, auch wenn sie nicht dorthin wollten.

Auf der Rückfahrt gen Norden wird das Wetter stürmisch. Der starke Wellengang erschwert die weiteren Rettungsaktionen und die Arbeit an Bord. Zum Glück werde ich nicht seekrank und kann mich uneingeschränkt bewegen. Abends in meiner Koje ist es aber manchmal schwer, in den Schlaf zu fallen. Und wenn ich bisher dachte, immer und überall zur

Ruhe kommen zu können, bin ich nun damit beschäftigt, meine Arme so unter der Matratze zu verschränken, dass ich nicht aus dem Bett falle.

Wenn ich dann auf den Schlaf warte, denke ich nach. Beispielsweise darüber, wie unbedeutend es ist, wie wir die geretteten Menschen bezeichnen, denn ob sie nun Flüchtende oder Migranten genannt werden, ändert nichts an ihrem bemitleidenswerten Zustand. Was immer die Gründe waren, ihre Heimat zu verlassen, spätestens die Ankunft und Weiterreise in Libyen und die Odyssee in den untauglichen Booten – die aufgrund ihrer Bauart, Motorleistung und geringen Treibstoffmenge nie Italien erreichen können – machen sie zu verletzlichen Menschen, die unseres Schutzes und unserer Unterstützung bedürfen.

Als wir schließlich in den italienischen Hafen von Augusta einlaufen, müssen wir zunächst stundenlang vor Anker gehen – die Gesundheitsbehörde befürchtet, von dem verstorbenen Ulet könnte eine Infektionsgefahr ausgehen. Sein Leichnam wird entsprechend untersucht, erst dann wird er freigegeben. Die zahlreich wartenden Journalisten, die nur über den tragischen Todesfall an Bord berichten wollen, harren stundenlang aus, bis der Sarg an Land getragen wird. Wäre Ulet in Libyen gestorben, wäre sein Tod wohl unbemerkt geblieben. Hätte er überlebt, wäre er einer von Tausenden gewesen, denen in Europa immer mehr Ablehnung und Misstrauen entgegenschlagen. Der alleinige Fokus auf den Todesfall erscheint mir in diesem Moment zynisch. Immerhin, so versuche ich der Situation etwas Positives abzugewinnen, bekommt Ulet nach seinem Tod die Aufmerksamkeit, die ihm auf seiner tragischen Flucht verwehrt geblieben ist.

Jummai aber kommt durch, wenn auch knapp. Sofort nach unserer Ankunft veranlasse ich ihre Verlegung in ein Krankenhaus, wo sie die medizinische Hilfe bekommt, die sie braucht, um wieder gesund zu werden.

Zu wissen, dass wir diese Menschen vor dem Ertrinkungstod bewahren und in ein sicheres Land bringen konnten, ist mir besonders in diesem Moment eine große Motivation. Denn wie jedes verlorene Menschenleben furchtbar ist, ist umgekehrt jedes gerettete ein Geschenk.

Der 2. September 2015 markiert die bisher größte Bergungsaktion: Die drei MSF-Schiffe nehmen bei sechs Seerettungsaktionen über 1600 Flüchtende an Bord, seit dem Beginn des Hilfseinsatzes im Mai sind es nun insgesamt über 15 000 Menschen.

Sie sind zwar auch mit Hilfe krimineller Banden geflohen, diese sind aber nicht die Ursache der Flucht, sondern nur ein kleines Glied in der Kette. Selbst wenn es morgen keine Schlepper mehr gäbe, würde sich kein Mensch weniger auf den gefährlichen Weg nach Europa wagen.

Flucht und Vertreibung sind ein globales Phänomen. Seit es uns Menschen gibt, wurden wir immer wieder gezwungen, unsere Heimat zu verlassen. Auch wir Deutschen. Laut Flüchtlingshilfswerk der Vereinten Nationen (UNHCR) sind mit über 65 Millionen Menschen momentan weltweit mehr Flüchtende unterwegs als nach dem Zweiten Weltkrieg. Dies zeigt, wie groß das Leid ist und wie groß die Herausforderung, die es anzunehmen gilt. Gerade von uns als Europäern. Als wohlhabender Kontinent dürfen wir die Flüchtlingsaufnahme nicht an arme Staaten wie den Libanon delegieren, wo jeder vierte Einwohner ein syrischer Kriegsflüchtling ist. Dies geschieht zunehmend. Wenn wir unsere Menschlichkeit nicht verleugnen wollen, dürfen wir unsere Mitmenschen nicht länger diesem tödlichen Schicksal überlassen und uns in Europa abschotten. Wir sind dabei, unsere europäischen Werte, wie die Genfer Flüchtlingskonvention, zu verraten.

Oder wollen wir vor unseren eigenen Ängsten kapitulieren? Dabei können letzten Endes die individuellen zwischenmenschlichen Begegnungen Schlüssel sein, die uns Kraft geben und bereichern.

Als berührend erlebe ich, wie unsere Schiffsmannschaft mit dieser neuen und oft ungewohnten Situation umgeht. Für MSF war es ein großer Schritt, die Hilfsprojekte erstmalig vom Land aufs Wasser auszuweiten. Noch größer muss die Umstellung für die Schiffsmannschaft sein: Statt öliger Sachladungen kommen nun Hunderte Hilfsbedürftige an Bord und Kindergeschrei übertönt das Meeresrauschen. Mit Freude sehe ich, wie sich die Männer von der Energie anstecken lassen, die von der neuen Aufgabe ausgeht. Wie bei Emilio, unserem jungen, knapp 20-jährigen Maschinisten, dem ein gerettetes Kind in den Armen Gefühle der Rührung auslöst, die er sonst nicht zeigt. Und so verwandelt sich unser großes und fast leeres Versorgungsschiff ein ums andere Mal innerhalb weniger Augenblicke in eine dynamische Gemeinschaft, in der sich Leid, Erleichterung, Zukunftsangst und Hoffnungen Hunderter eben einander noch fremder Menschen unterschiedlicher Sprachen und verschiedener Kulturen mischen.

Auch wenn sich überwiegend junge Männer auf die tödliche Route über das Mittelmeer wagen, ist es immer ungewiss, wer im nächsten Boot sitzt, das wir retten. Manchmal sind es viele Kinder und schwangere Frauen. Die Kleinen sind am schnellsten wieder munter und toben bald ausgelassen an Deck: Wir müssen dann nur aufpassen, dass sie beim Spielen nicht über Bord purzeln. Für die Kinder, so scheint es mir manchmal, war die Flucht nur ein abenteuerlicher Ausflug aufs Meer, und sie ahnen wenig von den tödlichen Gefahren, denen sie gerade entkommen sind.

Mitte September geht auch dieser ungewöhnliche Einsatz zu Ende, und ich blicke auf die zurückliegenden vier Wochen, in denen wir mit unserem Schiff zwölf Rettungsaktionen durchgeführt und über 1400 Flüchtende aufgenommen und versorgt haben. Dabei kreuzten wir achtmal zwischen den beiden Kontinenten und legten 2600 Seemeilen, was einer Strecke von 4700 Kilometern entspricht, auf dem Wasser zurück. Die Kapazitätsgrenzen unseres Schiffes wurden mit über 400 Flüchtenden meist überschritten, erst dann machten wir uns auf den Rückweg in einen europäischen Hafen.

Als wir uns auf unserer letzten Fahrt am frühen Morgen Sizilien nähern, die Küste Europas in der Ferne langsam sichtbar wird, stimmen die geretteten Frauen auf dem Zwischendeck plötzlich ein Lied an und tanzen voller Vorfreude und Hoffnung – vielleicht auch gegen die Sorge, was sie nach der Ankunft möglicherweise erwarten wird. Berührt halte ich inne und höre ihnen zu. Ich denke an Ulet und Jummai und all die anderen Menschen, denen ich während meines Einsatzes begegnet bin.

Mir ist wichtig, dass wir in Geflüchteten individuelle Schicksale sehen und sie nicht als abstrakte Zahlen wahrnehmen. Dass wir den Ruf jener hören, die diese Odyssee auf sich nehmen, und ihnen eine helfende Hand reichen. Und dass wir auch diejenigen, die dabei zu Tode kommen, nicht vergessen.

Als Arzt muss ich akzeptieren, dass Menschen manchmal sterben – trotz allem, was wir tun. Und manchmal überleben sie auch trotz allem, was wir nicht mehr für sie tun können. Das menschliche Schicksal ist nicht vorhersehbar, noch weniger in existentiellen Situationen.

In Zeiten eines ausgeprägten Individualismus mag es sonderbar anmuten, sein Gegenüber als Motivationsquelle des eigenen Handelns zu wählen. Genau darin liegt der Ansatz des französischen Philosophen Emmanuel Levinas, der eine Ethik vom Anderen, vom Schwächsten her entwickelt hat. Diese habe ich mir zu eigen gemacht. Die Not und das Leid eines anderen Menschen sind mein Anlass, ihm zu helfen. Ich tue dies ohne religiöse oder monetäre Versprechungen, sondern weil das Gegenüber mich dringend braucht und ich mich diesem Ruf weder entziehen will noch kann. Oder, wie Levinas schreibt: »Die Verantwortlichkeit ist das, was ausschließlich mir obliegt und was ich menschlicherweise nicht ablehnen kann.«

Mehr denn je sind wir heute Bewohner eines globalen Dorfes. Dieses Dorf ist voller Wunder und Schrecken. Die großen Übel dieser Welt – Krankheiten und Kriege – gab es schon immer, und lange konnte ihnen wenig entgegengesetzt werden. Nie aber waren wir fähiger als heute, diesen Herausforderungen der Menschheit zu begegnen. Das Wissen ist da und auch die Mittel; was fehlt, ist der politische und menschliche Wille, dies auch umzusetzen. Und hier können wir anfangen, jeder Einzelne und an jedem Tag.

Dank

»Haben Sie schon einmal überlegt, ein Buch zu schreiben? Ich bin mir sicher, dass Sie viele Geschichten erzählen könnten, die einen zum Nachdenken anregen.« So lautet die erste E-Mail des Fischer Verlags vom 23. Januar 2018. Da reiste ich gerade durch das südliche Afrika, schwer erreichbar in der einsamen Kalahari-Wüste. Drei Monate sollten trotz freundlichem Insistieren von Lexa Rost vergehen, bis ich mich für dieses Projekt entscheiden konnte. Ich danke ihr ausdrücklich für ihre unerschütterliche Überzeugung, ohne sie wäre dieses Buch nicht zustande gekommen.

Viele Tage und noch mehr Stunden verbrachte ich mit der erfahrenen Lektorin Marion Appelt über den einzelnen Kapiteln. Ihr Interesse an den beschriebenen Menschen und ihrer Geschichte, ihr beharrliches Nachfragen und ihre gründliche Textdurchsicht waren eine große und wertvolle Hilfe – mein ganz herzlicher Dank!

Valeska Cordier und Christiane Winje von MSF begleiteten mich mit großem Wohlwollen, dafür und für ihre inhaltliche Unterstützung und zahlreichen wichtigen Hinweise kann ich ihnen kaum genug danken.

Der größte Teil dieses Buches entstand in Berlin. Für inspirierende Perspektivwechsel sorgten einige Schreiburlaube bei und anregende Gespräche mit Freunden. Ich bedanke mich bei Amy und Klaus, in deren stiller Vorarlberger Hütte viele Seiten mit Blick auf das weite Alpenpanorama geschrieben werden konnten. Katalin und Felix bin ich in Freude verbunden für die sonnigen Tage in ihrem bezaubernden Häuschen in den Zitronenhainen an der Amalfi-Küste, wo mich bis in den November das Meer zum Baden einlud. Und schließlich danke ich Marita und Achim für die gemeinsamen Kaminabende in der stürmischen Bretagne, wo sie unter dem Weihnachtsbaum meinen fremdländischen Geschichten lauschten.

Meinen Geschwistern Marjatta und Jonas möchte ich danken, weil sie über all die Jahre jedes einzelne humanitäre und auch dieses Schreibprojekt mit interessiertem wie kritischem Nachfragen begleiteten. Das gilt auch für die übrige Familie.

Unendlich dankbar bin ich meiner Frau Judith: Ihre Liebe und Geduld, ihre sensiblen wie klugen Hinweise haben die Entstehung dieses Buches vom ersten Wort bis zur letzten Seite begleitet.

Mein großer und ehrfürchtiger Dank gilt den humanitären Helfern, die ich über die Jahre kennenlernen und mit denen ich unter manch extremen Bedingungen zusammenarbeiten durfte. Fast alles, was ich als Arzt in Krisengebieten gelernt habe, lernte ich von ihnen und ihrer profunden Erfahrung. Alleine hätte ich diese Einsätze weder beginnen noch überstehen können.

Der wichtigste Dank gebührt all jenen Menschen, die mich an ihrer persönlichen Geschichte teilhaben ließen, oft in existentiellen Momenten. Ihre Bereitschaft, mir mit großer Offenheit von ihren schmerzhaften wie intimen Erfahrungen zu berichten, hat mich tief berührt – und angespornt. Der Austausch mit diesen besonderen Menschen ist ein großes Geschenk und hat mich bereichert: Sie sind die wahren Botschafter dieses Buches.

Literatur- und Quellenverzeichnis

A Region in Flames, West Africa's civil wars are spilling across borders. Can they be contained? The Economist, 3. Juli 2003

An Unprecedented Year, MSF's response to the largest ever Ebola outbreak, March 2014 to March 2015, https://www.aerzte-ohne-grenzen.de/sites/germany/files/mediathek/entity/document/ebola_report_2015.pdf (zuletzt aufgerufen am 15. 1. 2019)

Ingeborg Bachmann, Alle Tage, Die gestundete Zeit, Piper Verlag 2011, Seite 34

Sylvain Baize et. al., Emergence of Zaire Ebola Virus Disease in Guinea, N Engl J Med 2014;371:1418-25. DOI: 10.1056/NEJ Moa1404505

Michael Bitala, Afrikas verlorene Kinder, Süddeutsche Zeitung, 17. November 2003

International Crisis Group, Liberia: How Sustainable Is the Recovery? Report 177, 19. August 2011

David von Drehle, The Ones Who Answered the Call, Time Magazine, 22. Dezember 2014, Seite 39

Ebola in Westafrika, Am Limit, MSF-Deutschland, 4. September 2015, https://www.aerzte-ohne-grenzen.de/sites/germany/files/attachments/ebola-broschuere_aerzte-ohne-grenzen.pdf (zuletzt aufgerufen am 15.1.2019)

Valerie Gaboulaud, Results for the MSF Emergency Medico-Psychological Program, January 2005. www.epicentre.msf.org (zuletzt aufgerufen am 15.1.2019)

Antonio Machado, Campos de Castilla – Kastilische Landschaften, Gedichte 1907–1917, Ammann Verlag, Zürich 2001, Seite 219

Emmanuel Levinas, Außer sich: Meditationen über Religion und Philosophie, Carl Hanser, Januar 1991

Emmanuel Levinas, Ethik und Unendliches: Gespräche mit Philippe Nemo, Passagen Verlag, 2008, Seite 67, 74, 76, 79

Peter Maurer, ICRC website, News Release, 7. September 2012, https://avarchives.icrc.org/Picture/111245 (zuletzt aufgerufen am 15.1.2019)

Colman McCarthy, Remembering an act of Courage in 1941, The Washington Post, 10. Dezember 1991, https://www.washingtonpost.com/archive/lifestyle/1991/12/10/remembering-an-act-of-courage-in-41/c486fe2e-2925-4ca2-b976-a3561184b131/?noredirect=on&utm_term=.19c92774d70a (zuletzt aufgerufen am 15.1.2019)

Mob Justice, Death or Brutality Before Trial, The Analyst, Monrovia, Liberia, 5. Januar 2004, Seite 6

The Most Destabilizing Force in West Africa, International Herald Tribune, 8. Dezember 2000

James Orbinski, Präsident des Internationalen Rates von Médecins Sans Frontières / Ärzte ohne Grenzen, Friedensnobelpreisrede, 10. Dezember 1999, https://www.aerzte-ohne-grenzen.de/sites/germany/files/mediathek/entity/document/aerzteohnegrenzen-1999-friedensnobelpreisrede.pdf (zuletzt aufgerufen am 15.1.2019)

Jeannette Rankin, 1880–1973: Bright star in the big sky. Mary Barmeyer O'Brien, Falcon Press, 1995, Seite 17

Horst-Eberhard Richter, Das Ende der Egomanie, IPPNW-Forum 77, Oktober 2002

Christoph Reuter, Gehen wir sterben, DER SPIEGEL, Nr. 30, 23. Juli 2012, Seite 78

Rainer Maria Rilke, Briefe an einen jungen Dichter, Insel-Bücherei Nr. 406, Seite 46

Rainer Maria Rilke, Briefe an eine junge Frau, Insel-Bücherei Nr. 409, Seite 6

Philip Roth, American Pastoral, Vintage Random House 1998, Seite 68, eigene Übersetzung

Nelly Sachs, Laudatio, Friedenspreis des Deuschen Buchhandels, 1965, https://www.friedenspreis-des-deutschen-buchhandels.de/sixcms/media.php/1290/1965_sachs.pdf (zuletzt aufgerufen am 15.1.2019)

Wilhelm Schmid, Glück, Insel Verlag 2007, Seite 79

Megan Specia, How Syria's Death Toll Is Lost in the Fog of War, 13. April 2018, https://www.nytimes.com/2018/04/13/world/middleeast/syria-death-toll.html (zuletzt aufgerufen am 15.1.2019)

Voltaire, Candide: oder Der Optimismus, dtv Verlagsgesellschaft, November 2005

184

Inhalt

Prof. Dr. Sven Gottschling / Lars Amend
Wer heilt, hat recht
Chancen und Grenzen der Alternativmedizin

»Ob alternative Heilmethoden oder Schulmedizin – es zählt, was dem Patienten wirklich hilft.« *Sven Gottschling*

Doch was hilft wirklich? Was ist Scharlatanerie? Was Geldmacherei? Als einer der anerkanntesten Schmerztherapeuten macht Gottschling den Praxistest: Von Akupunktur und Hypnose über Bachblüten und Bioresonanz bis hin zur aktuell vieldiskutierten Cannabis-Therapie, bei der Sven Gottschling einer der führenden Experten in Europa ist, stellt er die Heilungsmethoden auf den Prüfstand. Gut verständlich erklärt er die Wirksamkeit und Risiken der unterschiedlichen Therapien und gibt viele Tipps.

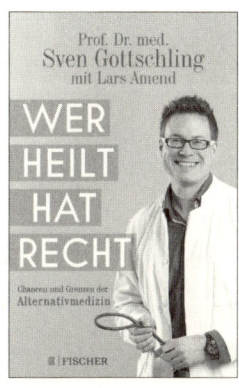

317 Seiten, Klappenbroschur

Weitere Informationen finden Sie auf
www.fischerverlage.de

AZ 596-70317/1

Nina Zacher / Karl-Heinz Zacher / Dorothea Seitz
»Such dir einen schönen Stern am Himmel«
Krankheit ALS – Die Geschichte eines Abschieds

Das Schicksal trifft Nina Zacher aus heiterem Himmel. Mit Anfang 40 wird bei der vierfachen Mutter ALS diagnostiziert. Doch statt sich zurückzuziehen und auf den Tod zu warten, geht Nina Zacher an die Öffentlichkeit.
Zehntausende folgen der jungen Frau auf Facebook. Ehrlich und direkt schreibt sie über ihr Leben, ihr Leiden und ihr Sterben und beweist dabei ungeheure Stärke und Lebensmut. Ihren größten Traum, ein Buch zu schreiben, kann sie nicht mehr verwirklichen. Doch ihr Mann erfüllt ihr diesen letzten Wunsch und löst damit sein Liebesversprechen ein, den entschlossenen Kampf seiner Frau gegen die heimtückische Krankheit fortzuführen.

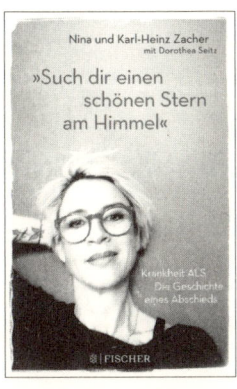

272 Seiten, Klappenbroschur

Weitere Informationen finden Sie auf
www.fischerverlage.de

AZ 596-70131/1